健康 Smile 46

健康Smile 46

7天狠甩9公斤

全美第一健身女王

暢銷紀念版

教你打造最高效率的

燃脂環境

愈吃愈瘦　省時省錢

連討厭運動的人都願意做

吉莉安・麥可斯

Jillian Michaels／著

洪慧芳／譯

健康smile.46

7天狠甩9公斤！
全美第一健身女王教你打造最高效率的燃脂環境

原著書名　Slim For Life
作　　者　吉莉安・麥可斯（Jillian Michaels）
譯　　者　洪慧芳
美　　編　李緹瀅
責任編輯　王舒儀
主　　編　高煜婷
總 編 輯　林許文二

出　　版　柿子文化事業有限公司
地　　址　11677臺北市羅斯福路五段158號2樓
業務專線　（02）89314903#15
讀者專線　（02）89314903#9
傳　　真　（02）29319207
郵撥帳號　19822651柿子文化事業有限公司
投稿信箱　editor@persimmonbooks.com.tw
服務信箱　service@persimmonbooks.com.tw

業務行政　鄭淑娟、唐家予

初版一刷　2014年12月
　　二刷　2014年12月
二版一刷　2017年02月
定　　價　新臺幣280元
I S B N　978-986-93724-8-0

歡迎走進柿子文化網 http://www.persimmonbooks.com.tw
搜尋 柿子文化
粉絲團搜尋 小柿子波柿萌的魔法書店

～柿子在秋天火紅 文化在書中成熟～

國家圖書館出版品預行編目(CIP)資料

7天狠甩9公斤！全美第一健身女王教你打造最高效率的燃脂環境／吉莉安・麥可斯（Jillian Michaels）著；洪慧芳譯. --初版. --臺北市：柿子文化，2017.02
面；　公分. --（健康smile；46）
譯自：Slim For Life

ISBN 978-986-93724-8-0（平裝）
1.減重 2.健康法

411.94　　105023908

我討厭在書裡放矯情的獻詞，這本書不是獻給我父母、孩子或摯愛的另一半，而是我為你寫的，它是讓我們產生共鳴，開始談論健康、熱情、快樂的方式。這本書是獻給所有想要擁有迷人身材的每個人，我想鼓勵你：追求卓越，充實生活，眼光放遠，絕不屈就……偶爾妥協沒關係，但絕不屈就。

開始窈窕吧！GO！

讀者讚不絕口

吉莉安的《掌握代謝，90%的肥肉會自己消失》救了我，所以我這次迫不及待的買了她的新書，目前為止試過的祕訣也讓我很有成就感。我相信她給的任何建議，不只是因為她讓我的體重大幅降低，連健康也得到明顯的改善了——尤其是在面臨更年期的難熬時刻。

——Maga

從《減肥達人》實境秀開始，我就是吉莉安的超級大粉絲，兩次生產後，我都是靠她的方法瘦下來的。這本書一出版後，我就趕緊買來珍藏了，它不只是瘦身路上的大師，更能幫助你輕鬆的維持健康生活，你還在猶豫什麼呢？

——Nina

書裡面的訣竅全都很棒，我尤其喜歡「我們偶爾都想偷懶、放縱一下」的想法——這樣比較人性化，不是嗎？我已經瘦了三十二公斤，我的家庭醫生還說我肯定有作弊：絕食、偷用減肥藥什麼的……我哪需要啊！？這一切都是拜吉莉安和她的專業所賜。

——Winni SD

我真的很喜歡這本書，其他瘦身書總是說，你一定得這樣做，不然就是得那樣做，但《7天狠甩9公斤！全美第一健身女王教你打造最高效率的燃脂環境》裡的祕訣能讓我根據自己的狀況彈性做選擇，所以更能好好實踐下去，然後在行有餘力時，試試之前被我跳過的祕訣。吉莉安超會激勵人的，每次運動時，我都會想像她在我面前大喊：「腿再打直一點！動作快一點！別給我偷懶握扶手！」（大笑）

——Patricia English

雖然我不需要減重，維持身材卻幾乎讓我耗盡力氣，我一週得花六天的時間泡在健身房裡。現在我可以更聰明、更有效率的運動，省下來的時間還可以拿來做更多想做的事。這本書真的讓我愛不釋手、一看再看——我原本是一個討厭閱讀的人呢！如果可以的話，我想當面謝謝吉莉安，她讓我的生活美好多了。

——A Dog Mom

吉莉安的每本書我都看過，我很愛她編排這本書的方式，我可以勾選我願意實踐的祕訣，然後幫自己的瘦身計畫打分數。多虧了這本書，我才發現了自己的懶惰和盲點——當然它也給了我克服這一切的實用工具。我很喜歡這本書，以及吉莉安的每一本著作。

——Kelsy

身為一個幫人維持窈窕的合格認證教練，書中的許多祕訣對我來說並不陌生，即便如此，吉莉安還是讓我學到了好多。最重要的是，其實我們大多知道該怎麼讓自己更苗條、生活得更健康，卻很難身體力行並好好維持下去，吉莉安幫大家找到了達成一切的方法——重點是還能任君挑選，當然值得我強力推薦了。

——Melanie R. Jordanon

我一拿到這本書就再也無法放下它了！雖然我的生活型態沒辦法讓我精心計算卡路里，但我認真實踐了書中和健康食物以及運動相關的建議，光是這樣就很有收穫了！能把這麼多重要資訊寫得這麼易讀，吉莉安真是好樣的！我強烈推薦這本書給每個渴望健康地瘦下來的人。

——R. Smith

《7天狠甩9公斤！全美第一健身女王教你打造最高效率的燃脂環境》標榜的不是花俏的「創新」減肥法，而是能讓你一輩子保持苗條的實在方法，還打破了一堆瘦身迷思：什麼愈吃愈瘦的食物啦、易胖體質源自於遺傳之類的——感謝老天，終於有人說出實話了！最棒的是，吉莉安不鼓吹讓人飢餓、不滿足的瘦身飲食，也不會要你做浪費時間、效率又差的運動，這本書保證能讓你一勞永逸的終結肥胖！

——Kriss

謝謝吉莉安，她救了我一命！這本書遠遠超過我的期待，而且真的很有用！它讓我能自由的選擇適合我生活型態的瘦身方法，看完這本書，我真的相信我可以重獲健康、變得苗條。正在翻看本書的你，如果你還在猶豫該不該買下它的話，別再遲疑了，《7天狠甩9公斤！全美第一健身女王教你打造最高效率的燃脂環境》一定能夠讓你一路綠燈的直達窈窕！

——Mavis Vaughn

讀者讚不絕口 5

前言 永久有效的瘦身祕訣 10

開始之前 閱讀指南 13

CHAPTER 1 飲食——這樣吃最好瘦 16

破解飲食密碼 瘦身的卡路里習慣｜用心飲食｜盡量增加養分的攝取｜管理膳食｜飲料的基礎常識 18

CHAPTER 2 運動——這樣動瘦更多 50

破解運動密碼 基本功｜盡量鍛鍊肌肉｜加強心肺｜善用戶外空間 52

CHAPTER 3 居家——打造高效率的養瘦環境 84

購物與買菜 竅寇購物訣竅｜減重食物 86

別被食品商騙了 食品標籤入門 96

烹飪原則 竅寇烹飪法 102

添購竅寇工具 109

燃燒熱量 燃脂祕訣 112

清潔產品 綠化家園 117

自然美 竅寇購物訣竅｜首選產品 119

破壞你瘦身大計的藥物 123

CHAPTER 4 外出忙錄——減重不減樂子 128

派對時間 竅寇慶祝 130

外食指南 竅寇飲食 133

職場上 辦公室飲食｜辦公室運動 140

差旅祕訣 外出飲食｜差旅時的運動 147

CHAPTER 5

維持動力——不瘦一下子，要苗條一輩子 156

激勵、啟發與鼓舞 調整心態 158
培養支持 166
吃得正確，多活動 172

CHAPTER 6

避開陷阱——痛擊窈窕路上的惡魔們 182

因應飢餓感 184
戒嘴饞 避免大吃大喝 193
壓力管理 冷靜下來 198
「我沒那個預算」 食物節約祕訣｜運動節約祕訣 208
如何兼顧孩子和運動 跟孩子一起運動｜不帶孩子一起運動 214
克服時間限制 四處奔波時燃燒熱量｜匆忙時的健康膳食 217
取用不便？ 運動｜膳食 219
突破減重停滯期 微調進度 221

CHAPTER 7

加強瘦身法——幫助瘦身的小技巧 226

窈窕生活 窈窕祕訣｜瘦身食物和運動 228
瘦身招數 騙你自己瘦下來 244
時尚祕訣 顯瘦穿搭 253

CHAPTER 8

最後倒數——修正路線，重新出發 258

計算你的總分｜總分檢查｜你的最後結果｜多嘗試各種祕訣｜祝你窈窕

前言

永久有效的瘦身祕訣

我得老實說……我從來沒想過自己會再寫一本跟「瘦身」有關的書，我以為我在上一本書裡，已經講完一切跟減重與維持身材、膳食與營養，甚至運動有關的東西。但是時間一久，我發現我和其他的「瘦身大師」可能說得太多了，把事情搞得太複雜、混淆，甚至有些矛盾。

一位專家叫你算點數，另一位叫你算小格子，還有一位叫你算卡路里。其實就刻度上來說，這些都指同一件事，但是聽到三種說法會讓你不禁納悶，哪種方法的效果比較好，而你又該挑哪一種？這可能讓人不知所措，甚至變得有點神經質。又或者，有人告訴你太多生物化學、人體運動學，其他科學類的資訊，讓你覺得資訊多到難以吸收，也不知道該如何運用。

最糟糕的是，有些人還會以好到不可思議的建議來騙錢，他們可能會告訴你：「**你不需要擔心卡路里就可以減重。**」或者是：「**你不需要運動就能降低脂肪，只要靜坐深呼吸就夠了。**」

重點是：我逐漸發現，我提供的資訊愈單純、直截了當，讀者便愈容易吸收、馬上運用，得到想要的結果。這就是《7天狠甩9公斤！全美第一健身女王教你打造最高效率的燃脂環境》的目的——更單純、更簡單的瘦身計畫。

這是一套跟膳食、運動、養生、生活型態有關的簡單方法、訣竅和祕訣。只要照著做，就能迅速甩除老是減不下來的體重，而且不再復胖！

這裡收錄的建議都是可行、持久、快速而且經濟實惠的。就算不需要煩惱運動、膳食、生活型態，人生都已經夠辛苦了，《7天狠甩9公斤！全美第一健身女王教你打造最高效率的燃脂環境》不會再增加你的負擔。

我會在書中破解迷思，推翻那些害得你新陳代謝不升反降、愈減愈肥的危險瘦身法。沒錯，你試過或誤信的那些垃圾就到此為止，什麼「排毒」、「減醣」、「無脂」、「餅乾減肥法」、「十七天大變身」之類的都可以丟了！我不耍花招，只傳授自己覺得有效的資訊：數百個可以輕鬆實踐、保證能讓身體大幅轉變的簡單點子。

在我們開始之前，我要做的最後一個承諾是：**永久有效**！我把自己對瘦身所知的一切都濃縮成精華，收錄在本書中。這裡只放有效的祕訣，沒有無關緊要的東西。

更棒的是，你**不需要**採用書中的每個策略，也**不需要**無時無刻身體力行。《7天狠甩9公斤！全美第一健身女王教你打造最高效率的燃脂環境》讓你只挑對你有效、最適合你生活的方法，同時提供比你想像更好的結果。

本書分成八章，把生活的每個可能面向（你可能遇到障礙或疑問的地方，例如膳食、運動、居家、忙碌作息等等，應有盡有）都納入考量。無論你在哪裡，或是在做什麼，書裡都有適合你的方法。針對你能想到的任何情境，我已經想好了因應之道，並提供你成功所需的膳食、運動、生活建議。

我也會在書中提到各種可能的有害行為或瘦身陷阱，例如缺乏支持、自尊低落、時間限制、取用不便、預算限制等等。萬一你遇到這些問題，手上就有一大堆對策能幫助你智取它們。

然而，重點不光是避開破壞或陷阱而已，我也會教你如何充分發揮燃脂的潛力，以健康補給、食物搭配、膳食時間、善用體溫、降低食欲和窈窕時尚祕訣等建議，來加強你的減重效果。

現在，你已知道自己即將獲得什麼資訊了，我們言歸正傳，開始讓身體、健康、生活出現你夢寐以求的改變，這也正是你應得的！

開始之前

閱讀指南

你馬上就會發現本書收錄了很多資訊，但這樣做並不是要讓你消化不良。為了避免你覺得難以消化，我寫了這份閱讀指南，說明如何盡可能提高成效，量身打造個人計畫，讓你不只得到夢寐以求的身材，更能輕鬆維持。

我說過，你不需要遵照書裡的所有建議，也不需要無時無刻地身體力行。有些做法是必要的，有些則是可有可無，你選擇落實幾個祕訣及落實的程度，決定你瘦身的效果是否明顯，以及達成目標的速度。

窈窕級數的意義

想要瘦身，有什麼神奇的組合嗎？哪些祕訣應該優先採用，每個祕訣要各占多少百分比，才能達到改變人生、轉變身材的效果？最簡單的答案是：**你經常做的方法最有效**。我也規劃了一套「窈窕級數」，明白告訴你哪種方法的瘦身效果最明顯。我採用分數系統，為每個建議標上三分、兩分或一分：三分表示最有效、最重要；兩分表示中肯實用，但不是絕對必要；一分是不錯的補充做法，有助於落實窈窕的生活型態。所有的建議都可以幫你變得更精實，如果你偏好其中幾項，就多做一點，這就是本書的主要目的：為你和你的人生打造適合的計畫。

每章最後都有一份檢查表，讓你勾選你可以永久融入生活的點子。在第八章，也就是最後一章總結時，我會評估你把前面幾章的瘦身數字加總起來的成績，告訴你那個數字的意義及你的結果。加總分數之後，我會根據你所屬的類別提出建議。必要的話，我們會調整你挑選的瘦身祕訣（質與量都調整），以確保你瘦身成功。

挑選你最喜歡的方法，按你所了解的減重優先順位排列，你就能挑選、編排、落實個人的行動計畫，迅速達到效果又維持下去。

注意，雖然有些瘦身原則是每個人都適用的（通常是食物與運動方面的生物化學資訊），但本書中有很多方法對某些人的影響會比其他人明顯（通常是行為導向的建議，那跟獲得的支持及打造有利的環境有關）。

按自身需求彈性挑選

我的建議是，在閱讀每一章時，注意每項祕訣旁邊的分數。我給三分的祕訣（亦即強效祕訣）最重要，你應該竭盡所能地落實，在每章最後的檢查表中勾選起來。至於我給兩分或一分的祕訣，你閱讀每一章時，可以先想像自己落實那些祕訣的樣子，自問：「**那對我的生活型態來說實際嗎？可行嗎？**」如果是可行的，你也應該勾選起來。至於你不是很確定的點子，我希望你試試看，每週嘗試兩、三個，看看有沒有效、難不難——你是以親身體驗的方式來判斷那適不適合**你**，從而永遠改善你的行為。

把你馬上就排斥的祕訣先擱在一邊。如果你的反感那麼強烈，覺得不可能做到、或者很可笑，那祕訣再怎麼強大也沒有用，因為你就是不想做。不過，你也很可能完全不需要逼自己做，因為光是靠著其他祕訣就能累積足夠的成效，做不做那個討厭的祕訣也就無所謂了。等到進入第八章，你加總瘦身分數，希望獲得更大幅度的改造結果時，我們再以更開放的心態，回頭檢視那些你排斥的祕訣，到時候再擔心就好了。

有一點我要先說好，某些資訊是得不到分數的，原因如下：那些資訊雖然很棒，我也希望你落實，但它們不會直接影響你的減重，只是有助於減重。例如，健康飲食、運動和顯瘦穿搭的省錢祕訣等等都沒有分數，因為那些不是必要的，對你的減重也沒有直接的影響。不過，它們可以讓你的瘦身過程更順利，改善你的整體生活，所以我非常建議你能落實那幾點，畢竟，瘦身及窈窕生活的目的在於追求美好人生，不是嗎？

重要觀念值得再三回顧

順道一提，書中有些祕訣並不是全新的概念，你可能已經聽過了。我反覆思考要不要把那些比較通俗的祕訣也收錄進來，因為一直以來，我總是努力提供讀者最新、最先進的資訊，但最後，我覺得我必須把那些資訊也一併收錄，原因如下：

第一，每位讀者對瘦身資訊的了解程度不一，萬一你對飲食及健身等議題一無所知，我不希望剝奪你了解瘦身基礎的機會。第二，我擔心，萬一你沒看到書中列出那些基本知識或老生常談的資訊，你可能會以為那不重要，但是那些觀念其實很重要。我除了教你最新的瘦身技巧以外，也會解釋一些你早就知道的常見瘦身方法**為什麼**同樣很重要，以及**如何**把它們融入生活。

咱們開始吧！

CHAPTER 1

飲食

這樣吃最好瘦

本章的目的，是要為你一輩子的體重控制奠定**基礎**，這得從飲食開始著手。你會看到本章和運動那章是書中篇幅較長的章節，這是我刻意安排的，因為飲食和運動正是成功減重的兩大根基。我的目標是教你如何以最簡單有效的方法，盡可能地掌握訣竅，加以落實。

我向來很討厭「簡單」那個字眼，因為我覺得人生中值得追求的事情向來都不簡單，**但是**我這裡的目標，是要讓你**盡可能**輕鬆地面對食物，過健康的生活，換句話說，你可能需要做點犧牲，但我已經盡力讓減重變得比較輕鬆，沒那麼痛苦了。

《7天狠甩9公斤！全美第一健身女王教你打造最高效率的燃脂環境》若要發揮效用，就需要把迅速、持久的減重實證科學套用到日常生活中。我把所有的知識都轉化成對策、技巧、竅門和祕訣，收錄在後續的篇章中，讓你不需要接受枯燥的生化教育、計算麻煩的卡路里，或在健身房裡浪費時間，就能減重。這些改變生活型態的建議，最終會幫你盡快燃燒最多的熱量，又不會讓你感到痛苦和無聊。

破解飲食密碼

瘦身的卡路里習慣

赤字生活……3分

赤字這個字眼放在財務上帶有負面的意味，但是套用在卡路里和減重上則不然。基本上，你每天消耗的卡路里必須比攝取的多，本書的目的是要教你如何做到這點，又不必隨時計算卡路里。

脂肪不過就是儲存的能量，卡路里則是能量的單位，沒消耗掉的能量就會變成脂肪，囤積在體內。不管營養專家講得多天花亂墜，減重最明顯的方式還是少吃多動，但說起來容易，做起來就不見得那麼簡單了，對吧？

不久以前，我們相信用簡單的算式可以將減重和卡路里間的關係數據化：一公斤等於七千七百卡，所以為了減輕一公斤，我們需要創造七千七百卡的卡路里赤字才行。例如，如果你要減十一・三五公斤，根據那個理論，只要你靠運動及控制飲食來達到每天一千卡的卡路里赤字，就能以十二週左右的時間，減去十一・三五公斤（一週減〇・九公斤）。然而，二〇一一年《柳葉刀》發表的研究顯示，這種基本法則不僅用詞不當，也令人誤解；每個人的減重速度不同，在同一期間內，個人減少的重量也因人而異。

該研究的研究人員指出，其他的因素也會影響減重，但之前我們沒料到它們也有關係——年齡、身高、體重、性別、體脂率、休息代謝率。當我們想以比較精確的方式估算每天消耗與攝取的卡路里時，這些因素都很重要。

如果你想了解，投入某種運動後，尚需降低多少卡路里才足以減重，研究人員開發出一套讓大家自由上網使用的數學工具：http://bwsimulator.niddk.nih.gov/。只要上這個網頁，輸入個人資料和你打算從事的運動量和強度，模擬器就會幫你概略算出你一天應該吃多少。你可以試試看，那東西很酷！我在《減肥達人》第十四季的節目中，把那個工具套用在參賽者身上，效果好得不得了。

如果你想用比較老派的方法計算，我們可以馬上以紙筆和計算機，算出你一天大概消耗的熱量。首先，我們要先計算你的基礎代謝率（BMR），亦即你的身體用來維持一般身體機能——基本上就是你入睡或休息時——的卡路里數。基礎代謝率不計入你日常活動消耗的卡路里，那是AMR，又稱為活躍代謝率，等一下我會談到。

BMR公式是使用身高、體重、年齡、性別等變數來計算人體的能量消耗，它忽略的因素只有淨體重（體內肌肉對脂肪的比率）和生化活動。如果你有甲狀腺低能性肥胖、多囊卵巢症候群（PCOS）、胰島素阻抗症，或是雌激素過多症，BMR公式便無法考慮到這些，你需要去驗血，請內分泌學家來處理這些議題。不過，撇開荷爾蒙失調的狀況不談，這個公式整體來說相當精確，另一個額外的提

瘦身迷思

肥胖是遺傳體質？

簡明真相：你可能比那些吃不胖的朋友更難維持身材，然而肥胖不是遺傳造成的。我從沒遇過有哪個人是我無法幫他減輕體重的，但是大家太常把減重失敗歸因於遺傳。遺傳是動態的，並非一成不變，我們可以藉由生活方式的選擇來改變基因的呈現方式。不要再跟別人比較了，我可以跟你保證，只要你吃得巧，動得多，並且好好照顧自己，就能窈窕健康！

醒是：對肌肉發達的人來說，它會稍微低估熱量的燃燒；對體脂肪比例較高的人來說，則會略微高估熱量的燃燒。

使用下面不同性別的BMR公式來計算你的基礎代謝率：

女性BMR：

655＋(4.35×體重磅數)＋(4.7×身高英寸)－(4.7×年齡)

男性BMR：

66＋(6.23×體重磅數)＋(12.7×身高英寸)－(6.8×年齡)

*1磅約0.454公斤，1英吋約2.54公分

做了簡單的運算後，得出你的BMR，接著需要算你的AMR。接下來的練習可以告訴我們，你不做運動時，每天燃燒多少卡路里——亦即你日常不運動時平均燃燒的熱量。

先找出你所屬的類別：

1.如果你平日大多從事久坐的工作，你屬於一・一。接待員、電話行銷員、客服專員都屬於這一類。
2.如果你每天輕度活躍，你屬於一・二，如家庭主婦、零售業務員。基本上，你整天大多是站著，但工作不需太勞動（雖然身為母親的人可能會跟我爭辯這點）。
3.如果你平日很活躍，快速走動，你屬於一・三。我屬於這一類，多數的健身教練和水電工也是，這一類適合經常走動、勞動的人，但不是做苦工。
4.如果你平日的勞動量很大，你屬於一・四。工地的勞工，專業運動員，尤其是整天不斷施力的人屬於這一類。

找出你所屬的類別後，把那個數字乘以你的BMR。所

以，如果我的BMR是一三〇〇，就乘以一・三，得到一六九〇。現在我知道，如果我不運動時一天攝取一七〇〇卡，體重不會增加，此外，如果我運動了，就可以再算進燃燒的卡路里，提升我的AMR。假設我做一小時的訓練，那個小時燃燒了五〇〇卡，我的總AMR就是二三〇〇。

有以上資訊，就絕對有辦法算出你個人的神奇數字。用上個單元列出的網址，計算你的減重目標（想減的重量，以及想在多久內減掉），那會告訴你一天應該攝取多少卡路里，或者，你也可以使用我這裡給你的AMR公式。只要你每天攝取的熱量不超過AMR，體重就不會增加。

了解根本……3分

如果你懶得計算，只想要一個加速減重的底線數字，那數字如下：女性是一天一千兩百卡，男性是一千六百卡。不要追求比那更低的數字，低於那數字會讓你苦不堪言、挨餓無力，身體也可能反過來削減你的肌肉組織。只要你習慣依循本書的建議，最終就不必再算卡路里了，因為書中的祕訣應用得當時，會在不知不覺中調節你的食物攝取。**不過，了解基礎很重要，因為這些原則是新瘦身生活的基礎。**

廚櫃大掃除……3分

每次我幫人減肥時，第一步都是先清廚櫃，我檢查他們的櫃子、冰箱、食品儲藏室，丟掉那些讓人肥胖的垃圾食物。東西丟了，你就不會吃了。

縮減分量：改換「瘦身」分量……3分

聽過「少即是多」這句格言嗎？說到食物，這應該是再簡單不過的道理了，也是認真削減卡路里卻不剝奪我們享用食物的簡單方法。如果市面上有小包裝的食物，就改買小包裝。如果你不懂我的意思，以下是一些例子：

外帶餐點時，每次都點最小的分量或兒童分量。點小份的薯條、兒童用的冰淇淋杯、星巴克的小杯飲料；點普通的起司漢堡，而不是三層肉類培根堡，懂了嗎？去超市買菜時也是一樣的道理，買迷你貝果、迷你馬芬、一百二十公克包裝的優格（而不是買一百八十公克包裝），甚至選小一點的水果也可以減少你攝取的糖分和卡路里。這種簡單的分量控制技巧，讓你不必花心思就能減少熱量的攝取。

寫下來，加總熱量……2分

這樣做可能很單調乏味——尤其是在你很忙的時候，但是健康的人之所以老是如此倡導，是因為追蹤你吃的食物可以幫你減少攝取，逼你停下來思考自己實際上吃了多少。這樣做能幫助你發現自己是否吃太多了，並且在每天結束時加總你攝取的總熱量。

雖然這樣做很花時間，但是許多長期成功減重的相關研究指出，每天精確地記錄（完整記錄，連暴飲暴食也不例外）**是持續減重的關鍵要素**。一項為期六個月的研究追蹤了一千六百八十五人，研究結果刊登在《美國預防醫學期刊》，該研究發現，每天記錄膳食者的減重數字，是每週只記錄一次或頻率更少者的兩倍。

以下是沒人告訴你的祕密：**你不需要永遠這麼做**。我自己都不記得我最後一次記錄飲食是什麼時候了。如果你喜歡持續記錄，那很好，但是你真正需要乖乖做記錄的情況只有三個：⑴現在，只要記錄兩週，如此一來，當你開始過瘦身生活時，就可以知道自己每天吃什麼。⑵當你成功減重或維持窈窕後，在常吃的食物類別裡增添新食物時。⑶當你進入減重停滯期時。

人類是習慣的動物，我們對食物的選擇就是最好的例子。你知道在數千種食物中，多數人常吃的食物只有二十種嗎？開始追蹤你攝取的食物時，便會知道自己平日經常攝取哪些食物，了解自己的飲食習慣和進食型態。

我可以跟你打賭，你每天的早餐都吃同樣那三、四種東西，午餐也吃同樣的三、四種，晚餐都是去同樣那三到五家餐廳。我自己就是這樣，我也相信你平常都是買同個牌子的麵包、火雞、乳酪、優格、麥片……就像我一樣！由於我吃的很多東西都一樣，我知道蛋是八十卡，Oikos牌的香草口味低脂希臘優格是一百卡，Horizon牌的有機低脂起司條是八十卡。我也知道早餐吃兩個蛋黃不熟的荷包蛋，搭配兩片無抹醬的Ezekiel牌吐司，約是三百六十卡。

我已經不需要再寫飲食日誌了，因為我知道自己確切吃下了多少熱量——畢竟我以前就加總過了。

我們來看第二點：如果你家附近開了一家新餐廳，你把它賣的佛羅倫斯義大利麵加入常點的晚餐內，雖然不需要因此重新開始寫飲食日誌，不過你得試著了解這道新菜色裡有多少卡路里、會不會大幅改變自己的熱量攝取。如果菜單上沒標明卡路里，只要詢問服務生那道菜裡有什麼，是怎麼煮的，就可以大致推算出來了。算出卡路里之後，你可以在必要時重新規劃整體的飲食，但同樣的，你只需要做一次就夠了，我相信你下次會記得。

最後，如果你進入減重停滯期，你該做的第一件事就是再次開始記錄每天的飲食，**時間為期三天**。大家常一臉沮喪地來找我：「我減重停滯了，體重機完全不動！」在極少數的情況下，這是有可能發生的，我在本書後面會教你如何應付這種狀況，但是減重停滯通常是因為吃太多（或甚至吃太少）卻不自覺。連續三天檢討你究竟吃了什麼，就能很快發現原因了。

如果你想知道某種食物含多少卡路里，或是沒有標示的餐點有多少卡路里，市面上有很多app、卡路里隨身計算手冊，還有讓你簡單計算的網站——我知道，因為我自己就開發過了。如果你不喜歡我的網站JillianMichaels.com、我的瘦身app，或我的卡路里隨身計算手冊（我知道這很難以想像，但的確有可能會出現這種極端例子），市面上還有很多可以幫你算卡路里的工具。

分袋……2分

絕對不要拿一大袋直接吃，那可能導致你盲目的吃個不停，增加整天攝取的熱量（檢查玉米片包裝上的熱量，一包二百二十五公克的玉米片約一千〇三十九卡，而且還沒算上酪梨醬的熱量）。吃零嘴時，分袋能幫你控制攝取的分量，只要把大包裝分裝成小袋，控制每包的熱量，你就能帶著走。此外，很多公司現在推出小包裝的零食，每包剛好一百到一百五十卡。很多定量包裝的商品都剛好一百卡。

逐步減少卡路里的攝取……2分

每天持續減少卡路里，是長期減少更多卡路里的有效方式。你可以試試：每天減少攝取一百卡，連續一年。這比你想像的還要簡單。

一百卡相當於什麼？

- 十四片洋芋片或玉米片
- 一罐汽水（二百四十五毫升）
- 一百三十毫升的白葡萄酒
- 二百四十毫升的啤酒
- 一・五大匙的田園沙拉醬
- 二・五片的Oreo夾心餅乾
- 三大匙的班傑利（Ben & Jerry's）巧克力餅乾冰淇淋
- 三十五公克的麥當勞薯條（兒童餐分量）

只要每天減少上述的任一項，就可以在一年內減掉四到五公斤，不錯吧？至於外食的時候如何做到？可以參考我在本書中穿插的一些**減卡祕訣**。

用心飲食

擇食，而不是完全不吃……3分

別完全淘汰主要食物群，或是醣類、脂肪、肉類或穀類等主要的營養素。每次有人想寫減重書，總是會想辦法自己發明一套方法，其中一種常見的方式就是更改膳食中主要營養素的攝取比例，或是刪除某類食物。我知道你曉得我在說什麼，我相信你也實驗過至少一種那樣的減肥法，例如低醣、無脂，或舊石器時代飲食之類的。

我告訴你真相吧！脂肪、醣類、蛋白質都是人體運作的要素，不可或缺，沒錯，連脂肪也是必要的！無脂的飲食會讓你更渴望進食，脂肪是必要的元素，應該占每日飲食攝取的二〇%到三〇%。你可以挑選對健康及免疫系統有益的脂肪，例如鮭魚、椰子油、酪梨、堅果。

關鍵在於攝取比較優質、營養的主要營養素以及食物群，那還有另一個目的：讓飽足感延長。你可以試著以高蛋白、高纖維的穀物（例如藜麥）取代缺乏養分的白米，使用健康的橄欖油，而非氫化的反式脂肪。吃草飼、自然的牛肉，而不是吃玉米餵養、充滿激素和抗生素的肉類（現在很多牛都不是吃草，而是被餵以其他飼料讓牛隻快速發育）。

瘦身迷思

高蛋白／低醣飲食是健康的減重方法？

簡明真相：複合式碳水化合物是必要的維生素和礦物質來源，身體需要那些養分才能達到荷爾蒙平衡、健康的生育系統，擁有良好的皮膚、指甲、毛髮生長和視力。此外，每天攝取的醣類低於130克時，可能導致酮中毒，亦即酮體（分解不完全的脂肪）在血液中累積。酮中毒會導致身體產生高濃度的尿酸，那是造成痛風（關節疼痛腫大）和腎結石的危險因素。切記，**脂肪是來自太多的卡路里，而不是太多的醣類。**

後面我會更深入討論這些議題，在這裡我想要強調的重點是：多運用常識，均衡攝食。你不需要因為某種減肥法說你不能吃三明治而忍痛割愛，只要吃優質的食物，攝取均衡健康的蛋白質、脂肪、醣類，那就行了。以下是正餐或點心的一些例子：

早餐（3選1）

1.燕麥加碎核桃

2.番茄、菠菜、蘑菇煎蛋捲，配全麥吐司

3.低脂希臘優格配新鮮水果

午餐（3選1）

1.塔可餅夾烤魚，配糙米

2.烤雞胸肉配藜麥

3.全麥麵包夾草飼漢堡肉，配綜合蔬菜沙拉

點心（3選1）

1.西洋芹配杏仁醬
2.鷹嘴豆泥配蔬菜棒
3.有機低脂起司條配蘋果片

減卡祕訣
點餐時選擇不放酥脆麵包丁的沙拉。
減120卡（30公克=20塊麵包丁）

晚餐（3選1）

1.以橄欖油製作的墨西哥雞肉捲，配黑豆
2.豬排，配烤球芽甘藍和甜菜沙拉
3.烤內裙肉（牛肉），配番茄起司沙拉（馬芝瑞拉起司）

別吃化學的垃圾食物……3分

我在「擇食，而不是完全不吃」裡簡單提過，應該吃優質的高營養食物，那些食物才能滋養身體、提升免疫力、抗老化、燃燒脂肪；別驚訝，那些食物也可以相當美味。我不期望你忌口，偶爾吃點糖或白麵粉沒關係，我只是不希望那些食物變成你攝取熱量的主要來源，在健康的膳食及生活型態中，偶爾少量吃點那些東西並無大礙。

我要你特別注意的是假食物，亦即**科學怪食**。盡可能遠離那些使用化學添加物的食物，業者之所以把那些垃圾物質放進加工食品中有很多原因，大多是為了節省成本。

如果你納悶這跟瘦身有什麼關係，答案很簡單：很多**化學添加物可能會讓你發胖**。我的研究稱這些成分為「致胖物質」，它們也會讓你生病，但是為了談這本書的主題，我們只把重點放在化學物質對新陳代謝的破壞上。

你的新陳代謝就是調解你荷爾蒙平衡及體重的個人生化活動，食物中的化學添加物會破壞身體的生化活動，搗亂新陳代謝。它們會在你的體內掀起大戰，製造更多的肥胖細胞，儲存更多的脂肪，導致癌症、心臟病、自體免疫問題，以及許多我們最近才開始注意到的其他議題。

十大迴避清單

1.**反式脂肪，也稱氫化油**。反式脂肪主要是用來延長食品的保存期，是你可能吃到的最危險物質之一。油炸速食和某些以人造奶油或半氫化植物油製造的加工食品裡，通常都有反式脂肪。許多研究顯示，反式脂肪會增加低密度脂蛋白膽固醇（LDL，壞的膽固醇），減少高密度脂蛋白膽固醇（HDL，好的膽固醇），增加心臟病發作、心臟疾病、中風的風險，導致發炎、糖尿病和其他健康問題。

蹤跡 ***任何氫化的植物油（氫化大豆油、氫化紅花油等等）、人造奶油、洋芋片、餅乾、烘焙食品、多數速食。***

2.**高果糖玉米糖漿或玉米糖**。高果糖玉米糖漿是高度精製的甜味劑，很多人認為它已經變成美國第一大熱量來源，幾乎所有的加工食品裡都有。根據目前的研究，**高果糖玉米糖漿讓人發胖的速度比任何成分還快**，也會增加壞膽固醇的濃度，導致肥胖、糖尿病、組織受損。

蹤跡 ***汽水、多數加工食品、麵包、糖果、調味優格、沙拉醬、罐頭蔬菜、穀物麥片。***

3.**人工甜味劑（蔗糖素、阿斯巴甜、糖精）**。那些藍色、黃色或粉紅色小包裝的甜味劑幾乎都是。這些化學物質已知是神經毒素和致癌物質，一般認為它們**比其他各種食品添加物合起來還毒**。研究證實，這些化學物質會讓人對糖分更加渴望，也會讓身體逐漸無法辨識真正的糖分擁有多少熱量，進而導致肥胖。阿斯巴甜的兩大成分是苯丙胺酸和天門冬胺酸，兩者都會刺激胰島素的釋放，胰島素是指示身體儲存脂肪的荷爾蒙。大量的苯丙胺酸會降低血清素的濃度，血清素是神經傳導物質，它會通知你飽足感；血清素濃度低會增加你進食的欲望，導致體重增加。

這些人工甜味劑也有害智力，影響短期記憶，導致多種疾病，包括腦瘤、淋巴瘤、糖尿病、多發性硬化症、帕金森氏症、阿茲海默症、纖維肌痛、慢性疲勞、憂鬱症和焦慮症之類的情緒失調、頭暈、頭痛、噁心、精神錯亂、偏頭痛、中風。

蹤跡 ***多數的減肥食品或無糖食品裡都有，包括汽水、甜點、無糖口香糖、調味飲料、焙烤食品、甜味劑、穀物麥片、口氣清新薄荷糖，甚至可咀嚼的維他命和牙膏裡面都有。***

4. **人工色素（紅色四十號、黃色六號、藍色一號和二號）。**如今已知食用色素和注意力不足過動症（ADHD）、染色體受損、甲狀腺癌有關。甲狀腺對代謝功能而言很重要，對甲狀腺有害的任何東西，都會對你的腰圍及整體健康相當不利。為食物增添色澤有許多天然的方法，例如紅色可用甜菜，黃色可用薑黃，橘色可用胡蘿蔔，綠色可用菠菜，藍色和紫色可用紫高麗菜。

蹤跡 ***糖果、飲料、穀物麥片、起司、烘焙食物、冰淇淋。***

5. **亞硝酸鈉和硝酸鹽。**這兩種食品添加物很相近，唯一的差別是硝酸鹽比亞硝酸鹽多了一個氧原子。兩者都用於培根、火腿、熱狗、罐頭豬肉、醃牛肉、燻魚和其他加工肉品中，做為防腐劑和香料。亞硝酸鹽也用來幫食物上色。這兩種成分進入人體的消化系統後，都有很強的致癌效果；在消化系統中形成亞硝胺化合物，進入血液中，破壞內臟——尤其是肝臟和胰臟。

為什麼你應該特別關心胰臟？因為胰臟負責生產胰島素，

那是**體重管理的關鍵荷爾蒙**。正當你以為我只擔心你的健康時，其實我也同時擔心你的腰圍——一般普遍認為亞硝酸鈉是有毒成分，美國農業部（USDA）其實早在一九七〇年代就想要禁用，但是食品製造商大舉反彈，聲稱他們沒有保存加工肉品的其他方法。業者為何仍使用這種化學物質？很簡單，它可以讓肉類變成鮮紅色，是增色劑，讓老肉看起來特別鮮嫩。

蹤跡 ***熱狗、培根、火腿、罐頭豬肉、臘肉、醃牛肉、燻魚和其他的加工肉品。***

6.**生長激素**（rBST、rBGH）。人工激素是給傳統飼養的乳牛和家畜用的，添加在牠們的飼料裡，目的是為了增加牠們分泌的乳汁或加速長肉，以便迅速宰殺。研究顯示，人類攝取這些生長激素也會變胖，提早發育。

蹤跡 ***非有機的奶製品和肉類。***

7.**麩胺酸鈉（味精）**。味精是一種胺基酸，常用來增添湯品、沙拉醬、洋芋片、冷凍食品、許多餐廳菜色的口味，是已知的刺激性毒素，會過度刺激下視丘的腦細胞，甚至導致腦細胞受創或壞死。下視丘位於腦幹正上方，負責某些代謝過程及自主神經系統的活動。

為什麼這很重要？因為下視丘最重要的功能之一，就是透過腦下垂體連接內分泌系統。下視丘控制很多功能，包括飢餓感，你曾經不解為什麼吃到含味精的食物時嘴巴會停不下來嗎？這可能就是原因了。研究顯示，味精會影響大腦的神經通路，停止通知「我飽了」的功能，讓人愈來愈餓，**對食物的欲望愈來愈強**。此外，經常食用味精可能造成許多副作用，包括憂鬱、迷失方向感、視力減損、疲勞、頭痛、肥胖。食品成分中沒列味精並不表示裡頭就沒有，它常常以酪蛋白鈉（sodium caseinate）、水解酵母（hydrolyzed yeast）、水解植物蛋白（hydrolyzed vegetable protein）、自解酵母萃取物（autolyzed yeast）等身分偽裝。

蹤跡 ***外帶的中國餐和中菜館的食物（你可以請店家別放味精）、許多零食、洋芋片、餅乾、調味料、湯品、罐頭食品、冷凍食品、罐頭豬肉。***

8.丁基羥基甲氧苯（BHA）和二丁基羥基甲苯（BHT）。BHA和BHT是多數非有機穀物麥片、口香糖、洋芋片、植物油內常見的防腐劑，是避免食物變色、變味或變質的氧化劑。它們主要會影響大腦的神經系統，導致行為的改變；也會擾亂內分泌系統（荷爾蒙），在你體內形成致癌的活性化合物，因此可能讓人罹癌。很少包裝食品不含BHA或BHT，不過你還是找得到，雖然需要仔細閱讀標籤，但絕對值得你花時間那麼做。

蹤跡 ***洋芋片、口香糖、穀類麥片、冷凍香腸、強化米、豬油、酥油、糖果、果凍。***

9.**抗生素**。牧場飼養的動物通常會注射抗生素，以避免不人道的飼養場環境導致感染，也讓動物長得比正常還大、還快。如果你是半素食主義者（戒食紅肉、禽鳥類肉食，但仍吃海鮮，並以魚為主），可能會以為自己不受影響，但是漁場養殖的魚類也會基於同樣的理由施加抗生素（連同殺海蝨的殺蟲劑一起施加）。

如果你還不明白我在講什麼，抗生素不只會影響用藥的動物而已，也會連帶影響吃那些動物的人類，有一些研究顯示，**濫用抗生素可能是導致我們過胖的原因**，讓人跟動物一樣迅速地囤積脂肪。一般懷疑，有多種原因導致這種情況的發生：持續施加低劑量的抗生素，會導致跟分解醣類及調節膽固醇（血脂）濃度有關的基因出現「不尋常」的活動；抗生素也會殺死腸道內幫我們吸收維生素和礦物質的「好菌」。如果我們無法吸收這些微量營養素，就無法有效地合成荷爾蒙。

令人擔心的問題幾乎說也說不完。關於抗生素的細節及它對體重的壞處，請讀第三章的「破壞你瘦身大計的藥物」單元。除了導致肥胖以外，濫用抗生素也會創造出有抗藥性的「超級害蟲」，為人類帶來極大威脅——如抗藥性金黃色葡萄球菌（MRSA）。濫用抗生素也跟酵母菌感染、腸漏症、念珠菌等疾病有關。請盡可能挑選有機肉品，吃野生捕撈的魚，以避免無意間攝取到抗生素。

蹤跡 ***傳統養殖的牲畜（包括家禽）和養殖場的魚類。***

10.**殺蟲劑**。梅瑟大學醫學院探索殺蟲劑是否導致全球的兒童肥胖，研究人員追蹤六千八百位六到十九歲的參試者，透過尿液檢測來判斷每個人接觸的環境用藥，以辨識殺蟲劑殘留的濃度；他們發現尿液裡「2.5-二氯酚」**殺蟲劑濃度高的參試者普遍比較胖**。

為什麼你需要注意這種聽起來很詭異的東西？答案很簡單，2.5-二氯酚是地球上最廣泛使用的殺蟲劑之一。上述研究是把焦點放在孩子身上，但很多其他的研究也發現那對成人有類似的影響；殺蟲劑會擾亂內分泌系統，進而導致代謝機能失調，你知道那會有什麼結果——直接影響你的下盤或肚腩。

蹤跡 ***大多數非有機的蔬果。***

土地、海洋或樹木……2分

如果某種食物不是來自土地、海洋，或是沒有母親，就不要吃。你自己想想，Twinkies奶油夾心蛋糕和奇多玉米棒到底是什麼鬼東西？這世上沒有Twinkies樹，我也非常確定沒有什麼東西生得出奇多。這項原則呼應了稍早前我提到的化學添加物，缺乏明顯有機來源的食物就是純化學的，研究已經證實化學物質會讓人變胖。依循這個原則是分辨致胖物質的簡單方法，你不需要閱讀大量的標示或上網搜尋成分。只要不是天然產生的，就不要吃。

回歸自然………2分

別吃衍生性食品，吃原版的食品，例如吃烤番薯，而不是冷凍包裝的番薯條；吃一碗漿果或是把漿果煮成果醬，不要吃Smucker's牌的果醬，那裡面有高果糖玉米糖漿，是一大飲食禁忌！自己買爆米花核來爆，而不是買袋裝的爆米花（加了奶油）；吃真的起司，而不是吃罐裝的Cheese Whiz起司醬，裡面有防腐劑。

這樣懂了嗎？基本上，你吃東西時，先自問那食物是不是最天然、未加工的形式。如果不是，就改換**「完整」的食物**。為什麼我那麼堅持？因為衍生性食品過度加工，通常熱量很高，內含許多讓人肥胖的化學物質。一旦你知道那些假食物裡有什麼成分，就很容易放棄它們了。

挑選潔淨食物……2分

我想你已經知道這點了，但預防你還不清楚，這裡再強調一遍：盡量吃有機食物，食物裡的殺蟲劑、生長激素、抗生素害

減卡祕訣

不吃240c.c.的巧克力奶昔，改吃水果冰沙。

減280卡

我們生病、肥胖。我知道現在景氣不好，但好消息是，你不見得什麼東西都要吃有機的。

你應該拿錢優先購買的有機食物有：牛肉、奶製品、海洋捕撈的海鮮、薄皮蔬果。如果你每週買菜時，可以想辦法為有機食物多花二十美元（你可以用第六章的祕訣節省食物的開支），我保證那對你的健康、體重會有很大的助益，最終也可以幫你省下很多錢。沒錯，現在多花一點，可以幫你以後節省很多，生病是很昂貴的，事實上，如今**美國破產的最大原因就是生病**。

十二種「最不淨」的蔬果，選購這十二種食物時，只吃有機的

蘋果	甜桃	甜椒
桃子	西洋芹	梨子
櫻桃	馬鈴薯	葡萄（進口）
菠菜	萵苣	草莓

相反的，其他的蔬果比較少農藥殘留，你不需要把辛苦賺來的血汗錢拿來買有機的。它們的皮較厚，或是有天然的防蟲效果，沒有化學殘留。

你可能聽過的「十五種潔淨蔬果」

蘆筍	芒果	酪梨
洋蔥	高麗菜	鳳梨
哈密瓜	甜洋蔥	玉米
豌豆	茄子	番薯
葡萄柚	西瓜	奇異果

如果你無法負擔，或買不到十二種「最不淨」蔬果的有機版，就改吃潔淨的十五種蔬果。例如，吃芒果，而不吃蘋果；吃葡萄柚，而不吃莓果。雖然上面的清單中沒寫到牛

奶，如果你買不起有機牛奶，可以改喝椰奶或杏仁茶（裡面沒添加生長激素或抗生素）。

別買無脂……2分

我相信你這輩子一定受過無脂食品的誘惑，即使不是現在，至少曾經有過。注意！標籤寫無脂，並不表示那食物沒熱量或對你有益。無脂食物通常添加了其他物質及化學垃圾，以彌補口味、養分、口感、美味上的缺失。讀標籤時不能隨便掃過，你仔細看的話，可能會發現它列了高果糖玉米糖漿、食用修飾澱粉、糖、鹽、許多化學物質、食用色素、防腐劑。這些看起來一點都不單純，你的健康和腰圍都會為此付出很大的代價。最好是選低脂食品，若沒有，我寧可你選全脂食品，也不要選高度加工的無脂食品。

盡量增加養分的攝取

多元色彩……2分

依循這個簡單原則可以產生很棒的效果：**白色食物＝不好；五顏六色的食物＝好。**

更進一步釐清，加工的白色食物不好（白麵條、白麵包、非全麥的穀物麥片、白米等等。基本上，漂白後的白麵粉少了纖維和營養素），都缺乏營養，熱量可能很高，讓你的血糖飆升，對減重很不利。白魚、蛋白、雞胸肉都很好，是「健康的白色食物」。天然有色的食物對你很好，色澤鮮豔的漿果、蘋果、柑橘、深綠色蔬菜都富含植物營養素和纖維，可以促進脂肪代謝、抗老化、提高免疫力、增進活力、控制飢餓感。你的餐盤上愈多顏色愈好！

在地食材……1分

依循百哩原則，盡量吃方圓百哩內（一百六十公里）生長的食物。第一，這有助於在地經濟的發展、分散食物體系，這點很重要，因為大型食品公司滲透了我們生活的各個面向，以加工的垃圾食物害我們變胖。第二，吃在地食材也可以幫你節省菜錢，因為在地的農人不需要承擔連鎖超市的行銷、運輸、員工開支，也沒有店面成本。

第三，也是本書關注的重點，在地食材比較新鮮。在地生長的蔬果對你比較好，因為它們有足夠的時間自然熟成，讓養分在植物裡成熟（一般的農作物通常在熟成前就已採收，再噴灑藥物，讓它看起來更鮮美）。此外，蔬果在長途運送的過程中會氧化——亦即在途中老化，失去營養素和抗氧化物。切記，良好的營養是維持整體健康和免疫系統的關鍵要素，也對體重控管相當重要，因為它們會幫你維持荷爾蒙的平衡及代謝。

你也可以從在地農場取得肉類、乳酪、雞蛋，那對環境及在地經濟都比較好。此外，為了確定那是不是也對你的體重有幫助，你應該詢問賣家有沒有使用成長激素或抗生素，如果有，那對你的減重來說就不會比去商店買來得好。不過，本地農夫市集的東西幾乎都是有機的，很多

瘦身迷思

素食比葷食更健康？

簡明真相：吃大量的蔬菜確實很健康，但我提過，完全淘汰掉某個「真實」的食物群很糟糕。人類是雜食性動物，動物性蛋白質和植物性蛋白質都會攝取。動物類食品裡有鐵質、維生素B、omega-3脂肪酸、鈣質等重要的營養素，對健康很重要。雖然有些植物類食品也含有上述的營養素，但通常少了很多。

你吃素不表示你很健康，你可能吃下很多加工穀類、大豆、糖以及化學物質等，那些都是很不好的食物選擇。你應該把重點放在吃很多健康有機的蔬菜、100%全麥、野生捕撈的魚類，並且適量攝取草飼、未加工的肉品。

小農不使用殺蟲劑或其他有害成分，只是他們沒錢負擔有機認證的過程。

你可以依循百哩原則找出離你最近的農夫市集，到那裡消費。上行政院農業委員會所屬的「台灣農業形象館」網站（http://theme.coa.gov.tw/suggest_index.php），搜尋「農產安心呷」類別中的「健康、有機、好生活」，便可找到「在地消費・農夫市集」（http://theme.coa.gov.tw/suggest.php?issue=18514&id=18517），列有部分地區的農夫市集資訊。

吃當季食物……1分

購買與攝取當季的蔬果可以幫你省錢。在不對的季節栽種蔬果的成本很大，逆著大自然的規律代價高昂，而這些成本都會轉嫁給消費者——那就是你。非當季栽種的食物通常噴了很多種化學物質（會讓人肥胖），因為它們需要人工協助才能在不適合的天候下生長。

當季食物也比較營養，對健康和新陳代謝較好，對體重控管比較有幫助。日本的研究發現，夏天收割的菠菜和冬天收割的菠菜，維生素C的含量差了三倍。維生素C的主要功能是抗壓及抑制皮質醇（囤積脂肪的荷爾蒙）。

在全球的不同地方，甚至一國的不同地區中，當季的選擇可能很不一樣。不過，以下是一些簡單的原則，可以幫你落實這項訣竅，確保你獲得最佳的營養：

- **春季：**主要挑選深綠色的多葉青菜，例如火焰菜、菠菜、蘿蔓萵苣、新鮮歐芹、羅勒。蘆筍和朝鮮薊也是在春季盛產，杏桃、草莓、柑橘之類的水果也是。
- **夏季：**主要是鎖定美國南瓜、番茄、茄子、玉米之類的蔬菜，使用薄荷、羅勒、香菜之類的香草；多食涼性的清淡水果，例如藍莓、黑莓、覆盆子、波森莓，以及葡萄、甜瓜、甜桃、李子。

- **秋季：**改吃比較溫性的食物，包括胡蘿蔔、番薯、南瓜、綠花椰菜、白花椰菜、甘藍、洋蔥、大蒜。多用溫性香料和調味料，例如薑、胡椒、芥末籽。享用香脆多汁的蘋果和梨子。
- **冬季：**多吃根莖類蔬菜，例如胡蘿蔔、馬鈴薯、洋蔥、大蒜、西印度南瓜。橘子和小柑橘之類的柑橘類水果是在冬季盛產，小紅莓和石榴也是。

無論是什麼季節，盡量發揮創意。讓春夏秋冬的自然活力和美感成為你的飲食靈感。

管理膳食

別跳過正餐……3分

別省略掉任何一餐——尤其是早餐。省略任一餐會讓血糖失衡、胰島素不穩，導致你之後進食時攝取過量。研究顯示，當我們太餓時，會覺得食物比原本好吃二十五%，在不知不覺中就吃太多了。此外，太餓也會消耗意志力，你有多少次因為省略早餐或午餐，而餓到從同事的糖果罐裡抓一把M＆M巧克力（而且還餓到脾氣暴躁，腳步不穩——血糖下降的典型徵狀）？

省略正餐也對健康有害，研究人員比較了每天吃三餐和只吃晚上一大餐的人，發現省略正餐的人空腹的血糖濃度較高，胰島素反應延遲，如果長時間養成這種習慣，很可能會變成糖尿病。省略正餐會影響專注力、決策力，甚至影響有效的執行力，長時間剝奪大腦攝取營養，可能會使大腦處於缺糖狀態。以下是你需要**馬上**進食的明確跡象：頭暈、頭昏腦脹、昏昏欲睡、無力或焦慮。

省略正餐是很不智的錯誤，絕對沒有藉口。**醒來一小時內**就應該吃點有營養的東西，餐與餐之間不要隔四小時以上（等一下細談）。不管你有多忙，在身邊準備點心或方便抓著就走的食物以避免進食混亂，並不是太難的事情。

依循四四原則………2分

我們來釐清正餐的時間吧！我不只希望你別省略正餐，也不要你整天吃個不停。我不希望你「少量多餐」——就是那套「一天吃六小餐以提升新陳代謝」的理論——我覺得那完全是鬼扯。當你整天吃個不停或吃太多小餐時，身體會持續釋放胰島素，胰島素的釋放會促進脂肪的囤積，因為你的身體正努力燃燒與使用因不斷進食而持續進入血液的糖分。

此外，我們在計算每日卡路里的限額時，常忘了算進我們吃的零食。研究顯示，許多人少量多餐

瘦身迷思

少量多餐可以提升新陳代謝？

簡明真相：此迷思是根據以下理論：不斷對你的火（即新陳代謝）增添少量的食物，可讓火勢維持強勁，整體而言能燃燒較多熱量。

但事實**正好相反**！若你持續為火添加食物，永遠也燒不到儲存的脂肪，你會持續釋放胰島素，讓身體一直處於「吸收階段」——胰島素會刺激儲存糖分及累積脂肪的酵素，也會**抑制**其他釋出糖分及分解脂肪的酵素。當你持續處於吸收階段，身體將沒有機會體驗胰島素及其他荷爾蒙濃度的高點和低點；那些荷爾蒙會維持能量的使用平衡，而脂肪就是儲存的能量。我們的目標是每四小時吃一餐，以便從吸收階段進入「吸收後階段」，讓身體**使用儲存的能量維持運作**。

此外，從行為的觀點來看，整天吃不停可能會讓你忘記自己究竟吃了多少，一不小心就吃太多。心理上，你也得不到滿足，因為你從來沒坐下來好好地吃上一餐。依循四四原則，可以幫你滿意地瘦下來。

時往往得不到滿足感，結果反而因此過度進食，以彌補滿足感的欠缺。

每四小時吃一餐，你只有一個時間可以吃零食，那就是午餐和晚餐之間，零食也必須要有營養。每四小時吃一餐可以穩定血糖，讓胰島素的分泌達到最佳狀態，也可以管理飢餓感——這些都對減重及體重管理很重要。

點心吃得巧……2分

我在四四原則中提到，我希望你把點心當成第四餐，而不是整天吃不停，以下是正確的做法：

- 讓點心占你卡路里限額的二十%。例如，如果你一天要吃一千兩百卡，點心可以吃兩百到兩百四十卡。
- 點心也要講求主要營養素的平衡，就像正餐一樣。要吃混合了健康的蛋白質、脂肪、醣類的東西。

以下是一些給人滿足感的點心（卡路里的數字只是概略值，可能因品牌及分量而異）。

- 一顆小蘋果和七顆核桃（二百三十六卡）
- 一大匙花生醬，分塗在五到七片的全麥餅乾上，片數視餅乾大小而定（兩百～兩百一十五卡）
- 一杯蔬菜棒沾四分之一杯鷹嘴豆泥沾醬（二百二十四卡）
- 八分之一杯的氣爆爆米花，灑上一小匙切碎的帕馬森乾酪（二百四十卡）
- 六或七片口袋脆餅，配兩大匙的黑豆沾醬和兩大匙的切片酪梨（二百一十三卡）

- 半杯低脂的二％卡特基乳酪（cottage cheese），配半杯的新鮮水果及十顆生杏仁（二百二十二卡）
- 以低脂優格或牛奶製的三百六十毫升水果冰沙（兩百卡）
- 一顆水煮蛋和一大顆梨子（兩百一十一卡）
- 四長條西洋芹，配兩大匙的杏仁醬（兩百二十四卡）

專心用餐……2分

坐下來專心吃飯。我不希望你邊吃邊看電視或電腦、站在水槽前吃、在趕去開會的空檔邊走邊吃，或在車上吃。即使是下午的點心，也要**坐下來好好享用**。原因如下：邊吃邊做事會讓你吃下更多。腦中想著其他事情時，會陷入無意識的咀嚼，抑制身體發送與接收「我飽了」的訊號。此外，研究也顯示，從心理的觀點來看，不坐下來吃東西時，不會完全認定自己吃了東西，所以不會有滿足感。

研究也顯示，能站著吃的多數食物都不太營養，但熱量卻很高。《美國飲食協會期刊》發布的研究顯示，在忙碌中進食的年輕人，比騰出時間坐下來好好用餐的年輕人，吃下較多的速食和飲料，以及比較不健康的食物。

重點 ***坐下來，在心無旁騖下進食——跟親朋好友一起進食除外，親友可為用餐增添樂趣。***

依循八○/二○原則……2分

這是我經常奉行的原則：每天攝取的熱量中，八十％來自優質食物，二十％是自己愛吃的食物。例如，我一天攝取一千八百卡（別忘了，我不需要減肥，只要維持體重），有一千四百五十卡來自魚類、蔬菜、全穀類等健康食物，另外三百五十卡可能是一塊餅乾或一勺冰淇淋。

每天，我都可以享用我真的不想放棄的美食。另一種落實這項建議的方法是**膳食輪換**，放縱吃**一次**大餐後，後面至少要吃**五次**健康的餐點（包括點心）。雖然你不會天天吃大餐，不過這種方法容許你放縱時攝取更多的熱量，卻至少有八十%的時間是吃正確的食物。

這項技巧之所以有效，是因為它不會剝奪你的享受。意志力是有極限的，當我們完全禁止自己享用喜愛的食物時，欲望最終會在意志薄弱時（上班受挫、孩子讓你抓狂、塞車等等）變成暴飲暴食。剝奪享樂的感覺非常辛苦，也無法持久，你不可能這輩子都不再吃巧克力或披薩。

不過，享受美食時，我還是希望你挑不含化學添加物的東西。例如，我挑Unreal牌的巧克力花生糖或Newman's Own牌的餅乾，因為它們不含高果糖玉米糖漿、反式脂肪或其他垃圾物質。

有些人可能會建議你找一天放肆地吃大餐，而不是依循八〇/二〇原則，我勸你最好不要那樣做。從心理學的角度來看，那會讓你整週都期待大吃一頓，並不太好；此外，大吃一頓時，通常會把熱量完全拋諸腦後。很多在人大吃一頓時吃下太多熱量，把整週辛苦的成果都抹煞了，我看過很多人大吃一餐後嚇得半死，因為他們對於自己的放縱感到很內疚。每天依循八〇/二〇原則進食才是減重與體重管理的方法，不僅可以長期執行，又有明顯的效果。

飲料的基礎常識

別喝熱量……2分

多數有熱量的飲料（例如汽水與果汁）都富含糖分，

會讓胰島素的濃度飆升，也沒有纖維提供飽足感，所以你等於是喝下一百多卡的液體糖分，更糟的是，你還是會覺得很餓。果汁裡也有很多糖分和熱量，幾乎跟汽水一樣多，所以直接吃水果比較好。

如果你想喝這類飲料的無糖版，以避開熱量和糖分的問題，切記我稍早前提過，為什麼我們不該吸收化學物質，因為它們害我們肥胖。以下是一些簡單的飲料建議，可以幫你解渴，又不會讓體重增加：

可喝

水、茶、咖啡（適量——頂多一天兩大杯）是不錯的選擇。如果你發現飲料裡加了甜菊糖或木糖醇之類天然、低熱量的甜味劑，那也沒關係，一般認為，那些代糖不會讓胰島素的濃度飆高。記住，白開水永遠是比較好的選擇，有機的奶製品或其他形式的奶類（例如杏仁茶或椰奶）也可以，只要記得把它們納為正餐的一部分、算進每日的卡路里攝取量就行了。

不可喝

汽水、果汁、含糖的茶類、甜味水、加了人工甜味劑的減肥飲料、酒精（覺得沒辦法滴酒不沾的人，可以參閱下面的「最多兩杯」）。

最多兩杯……1分

酒類令人發胖，「沒營養的卡路里」很高。除了紅酒和啤酒以外，酒類幾乎都沒什麼營養。酒類也會破壞意志力，讓人過度進食，更糟的是，研究顯示，酒精會抑制脂肪代謝高達七〇%，造成沒必要的脂肪囤積，因為你喝酒時，酒精會分解成醋酸鹽，身體會先燃燒醋酸，其他多餘的熱量則存成脂肪。

我知道你不可能完全戒酒，所以我們來談談如何更聰明地喝酒。第一原則是限制自己**每週最多喝兩杯**，你自己挑一晚放縱一下，頂多喝兩杯。如果你覺得喝兩杯沒有快感，那就錯了，你喝得愈少，對酒精的耐受度愈低，當你喝不多或不常喝時，兩杯就夠你產生微醺的快感了。

要喝酒時，請挑以下的選擇：

- **紅酒**。紅酒的熱量較低，內含抗氧化劑，有健康效益。例如，紅酒裡的白藜蘆醇可避免血管受到破壞，降低壞的膽固醇，避免血液凝塊。
- **黑啤酒**。熱量較低，內含抗氧化劑和類黃酮，也有益心臟健康。
- **透明的酒**。這些酒可以直接喝、加冰塊飲用，或是混合無熱量的非酒精性飲料，例如龍舌蘭加冰塊，再加一點萊姆，或是伏特加配蘇打水。

如果你覺得上面的建議很無趣，想在週日早上喝血腥瑪麗，或週五晚上喝瑪格麗塔，那就**想想肥胖有多有趣吧！**肥胖一點也不有趣，當你在酒裡加入充滿糖分的非酒精性飲料時，麻煩就來了。除此之外，飲酒習慣也會導致各種健康問題，例如癌症、老年癡呆症等等，那也毫無樂趣可言。我讓你一週最多喝兩杯，即使不是那麼有趣，卻已經夠好了！不過，我也不是鐵石心腸，假如你真的不喝酒會死，以下是一些常見雞尾酒的低卡版：

低卡鳳梨椰汁甜酒 160卡

材料：60c.c.晴空牌伏特加（SKYY Infusions）椰子口味
60c.c.蘇打水
一點鳳梨汁
一點檸檬汁

作法：把冰和所有的材料混在一起，以高球杯裝盛

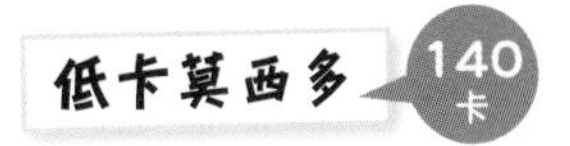

材料：60c.c.白色蘭姆酒
12片薄荷葉，置入杯中
1小匙Truvia甜菊代糖
30c.c.新鮮萊姆汁
90c.c.蘇打水

作法：把冰和所有的材料混在一起，以高球杯裝盛

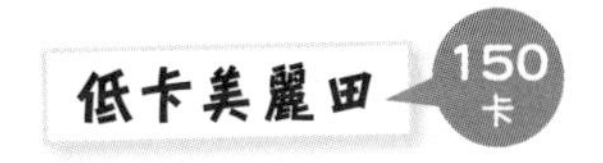

材料：45c.c.的100% Milagro Silver龍舌蘭
15c.c的Patron香橘味利口酒（Liquer，一種有甜度的烈酒，或是以石榴汁替代）
120～150c.c的天然檸檬口味或萊姆口味氣泡礦泉水（Trader Joe's有一款不錯，也可以用必勝POP果味氣泡礦泉水的檸檬口味）
一點萊姆

作法：把冰和所有的材料混在一起，以高球杯裝盛

多喝水……3分

我們都知道水有利於減重，也可以抑制飢餓感，排出讓我們生病和肥胖的毒素，提振活力，加速三％的新陳代謝。三％看似不多，但是一輩子累積下來，對你的腰圍有很大的助益，我可以保證。

多年來，喝多少水的議題始終眾說紛紜。一天二千四百毫升，一小時一杯，一天六杯……說法五花八門。

我告訴你重點：每個人需要的水分不一，那受到很多因素的影響，天氣變化、活動量、個人的生理狀況等等，都會影響我們需要的水量。維持保水狀態的最佳原則是盡量喝，直到尿液變成**檸檬水的顏色**，尿液顏色愈深（蘋果汁的顏色），就需要喝愈多的水。如果你有服用其他的營養補給品，尿液的顏色可能會比較黃，那沒關係，但萬一尿液的顏色偏棕色，那就需要多喝水了，原則就是那麼簡單。

如果你不知道該喝什麼水——例如鹼性水（pH值低）或電解水（有電解礦物質的水）——別擔心，你不需要想太多。有些研究說鹼性水或電解水對你最好，但是要瘦身或是追求健康並不需要太花俏的水。即使你找不到鹼性水或離子水，或是覺得那些水太貴了，也不需要煩惱。

瓶裝水vs.自來水——喝自來水……1分

至於瓶裝水和自來水，該選哪一種呢？很簡單，選自來水，因為瓶裝水不見得毫無汙染。事實上，**瓶裝水裡的汙染物可能還比較多**，市內用水都受到嚴格管制及密切追蹤，瓶裝水則不然。理論上，美國食品藥物管理局應該追蹤瓶裝水，但事實上，美國約有七〇％的市售瓶裝水不受聯邦法規的規範。很多瓶裝水檢測出內含細菌、人造化學物質、砷。

飲用自來水可以幫你省錢，也比較環保，避免垃圾場囤積塑膠瓶，也降低把水從偏遠地方運到你家冰箱的排碳量……

等一下！我還沒說完。自來水裡還是可能有鉛、氯、殺蟲劑、殺菌劑、除草劑、人工激素、抗生素、硝酸鹽。你可以向各縣市環保局，或自來水事業處諮詢驗水相關服務，檢查你居住地的自來水水質。

最保險的做法是過濾自來水，逆滲透過濾器是很好的選擇，可以移除重金屬、病毒和一些藥物。或者，你也可以選擇Brita之類的活性碳濾心。不同產品的品質不一，但是多數產品都可以移除重金屬、殺蟲劑和一些藥物。

最後一個有關水的問題：喝氣泡水好嗎？氣泡水是把二氧化碳融入水中製成的，也有天然形成的氣泡水，這會產生碳酸，使氣泡水比一般的水還要酸一些（酸度介於蘋果和柳橙汁之間），但沒有胃酸那麼酸。人體會維持恆定的酸鹼度，不會因為喝水而受到影響。有些人擔心酸度增加會傷害牙齒的琺瑯質，但是二〇〇一年《口腔復健期刊》的研究顯示，氣泡礦泉水的侵蝕性雖然可能稍高於一般的水，但可能性很低，機率比汽水小了一百倍。

一些瓶裝水或罐裝氣泡水有添加鈉，以減少酸度及增加口感。如果你需要吃低鈉飲食，又喝瓶裝或罐裝的氣泡水，就應該注意鈉的含量，挑選低鈉的品牌。

補充水分是瘦身的一大環節。多喝水，不論是氣泡水、鹼性水、電解水或一般水都行，直到尿液變成檸檬水的顏色。

瘦身迷思

改喝零卡的汽水就能瘦下來？

簡明真相：喝那種垃圾飲料絕對只會讓你發胖。還記得我們之前談到化學性致胖物質嗎？普渡大學的一項研究發現，**吃人工甜味劑的老鼠比吃糖的老鼠攝取更多的熱量**，體重增加得較多，所以你還是多喝水吧！

藉助其他美味……1分

如果你決定不喝汽水，改喝白開水，但受不了白開水的平淡味道，這裡有個祕訣：在水裡加蔓越莓、石榴、蘋果、萊姆或葡萄汁，只要加一點點就好，讓水不再平淡無味。一定要選天然的純果汁，不要用添加了很多糖分及垃圾物質的調酒果汁。

我很喜歡一種叫做Soda Stream的氣泡水機，它可以讓你自製天然的汽水。你可以自訂水中的含碳量（微氣泡、中度氣泡或超多氣泡），加入你最喜歡的天然果汁。那對環境很好，也可以幫你省錢，並達到每日的飲水量，對很難放棄汽水的人來說，再適合不過了。健身教練鮑勃・哈珀（Bob Harper）和我都很推薦這台機器，當我們想要永遠戒掉喝零卡汽水的習慣時，這台機器幫了我們很大的忙。

用小杯子……1分

如果你就是不愛喝水，可改用小杯子，一口氣喝完。喝一杯是一杯，你可以在一天內輕易重複同樣的動作。到了晚上，你會很訝異自己輕鬆喝下了不少水，不用整天盯著滿滿的大杯子乾瞪眼。

吃水分多的食物……1分

如果你平常攝取的水分不夠，又愛吃點心，可以把含水量高、但熱量低的食物納入飲食中，例如西瓜、櫛瓜、黃瓜。這可以增加每天攝取的水分，讓你解饞又不會占用太多的卡路里限額。

減重的加總計分

3分

- ☐ 赤字生活
- ☐ 了解根本
- ☐ 廚櫃大掃除
- ☐ 縮減分量：改換「瘦身」分量
- ☐ 擇食，而不是完全不吃
- ☐ 別吃化學的垃圾食物
- ☐ 別跳過正餐
- ☐ 多喝水

2分

- ☐ 寫下來，加總熱量
- ☐ 分袋
- ☐ 逐步減少卡路里的攝取
- ☐ 土地、海洋或樹木
- ☐ 回歸自然
- ☐ 挑選潔淨食物
- ☐ 別買無脂
- ☐ 多元色彩
- ☐ 依循四四原則
- ☐ 點心吃得巧
- ☐ 專心用餐
- ☐ 依循八〇/二〇原則
- ☐ 別喝熱量

1分

- ☐ 在地食材
- ☐ 吃當季食物
- ☐ 最多兩杯
- ☐ 瓶裝水vs.自來水——喝自來水
- ☐ 藉助其他美味
- ☐ 用小杯子
- ☐ 吃水分多的食物

第一章的總分________

我採用幾個祕訣_______

CHAPTER2

運動

這樣動瘦更多

我在第一章的「赤字生活」祕訣裡提過，你需要燃燒約七千七百卡才能減掉一公斤（你個人的數字可能較高或較低）。雖然你很可能需要少吃一點才能達到那個赤字，然而成功瘦下來的實際速度和日後的維持都要看你的運動習慣而定。健康的飲食是避免體重增加的關鍵，但是想要真正減重及雕塑身材，聰明、有效的健身習慣一樣重要。

以下的祕訣或許是本書中最重要的。雖然你需要多動才能減重或維持性感窈窕的身材，卻不用運動好幾個小時就能得到驚人的效果，就像食物選擇一樣，運動也是重質不重量。所以你要仔細閱讀，因為你即將學到的東西會幫你省下好幾個小時的時間，讓你嘖嘖稱奇，也幫你把運動變成更好掌控、更愉悦的經驗。

破解運動密碼

基本功

裝備恰當……1分

適合的裝備是安全與績效的關鍵，你應該配合天候與活動，穿著舒適、合身的運動鞋和運動服，相信我，在一開始的時候花錢投資這些東西非常值得。我記得我第一次騎單車上路時，覺得那整套服裝很可笑，加墊的褲子感覺像是包了尿布，於是某天我穿著一般的運動褲騎車，最後，我覺得坐墊彷彿嵌進我的屁股，需要動手術才能移除。所以，聽我的忠告，買適合的裝備真的很重要。

如果你不知道該買什麼，就請教熟悉該項運動的人。我的馬術師替我買了適合我身高和程度的靴子，我的衝浪教練幫我確定我買了適合自己尺寸、性別、衝浪水溫的潛水衣。鞋店或體育用品社是很好的起點，你可以去詢問店員；不同的運動需要不同功能的服裝，所以要講清楚你打算從事什麼運動，請店員根據你的運動或活動，考慮到你的身材、步態、健康狀況等等。

根據經驗法則，鞋子最好買比平常大半號，因為運動時雙腳通常會脹大，一雙優質的多功能運動鞋應該就夠了，那種鞋子是為了大量使用而設計的。如果你是做某種特定的運動或活動，而且真的很投入，最好是買舒適及功能兼備的鞋子，如果你想跑步，就買跑步鞋，而且不要把跑步鞋穿去健身房上有氧課程。同樣的道理也適用在室內單車、混合健身訓練、舞蹈，或其他運動上。

說到穿著，你應該穿不會限制自己肢體移動的衣服。上衣、褲子、襪子都要選吸濕排汗紗的材質，那種材質可以把皮膚上的水分吸入布料的纖維中，避免你和衣服都濕成一片。有機棉、美麗諾羊毛、竹子等材質也有許多好處，可以改善運動的體驗，絕對值得投資。買運動服時，請找有以下功能的材質：

1.**控溫**：可調節溫度，冷天保暖，熱天涼爽。
2.**防曬指數**（UPF）：阻止陽光的紫外線穿透衣料。
3.**壓縮**：貼身的特殊萊卡或彈性纖維，或是有特殊的片狀設計，提醒你縮小腹。
4.**抗菌及抗微生物**：亦即防臭。
5.**驅蟲**：如果你是到戶外運動，而且氣候炎熱，這就是必要的。你不會聞到什麼怪味，但那種衣料能幫你驅趕蚊子和其他討厭的害蟲。

如果你想要像精實、有勁的健身專家那樣運動，得先把裝備準備好。一旦你覺得穿上那些裝備的感覺很棒，很可能有助於你更投入、更勤奮地上健身房。

一致性是關鍵……3分

多年來，我告訴大家，只要你能設法把運動的時間擠進一天裡，任何時間都是最好的運動時刻。對有些人來說，他們清晨有時間；對另一些人來說，他們是下班後、或是晚上把其他的事情都處理完以後才有時間。不過，新的研究顯示，其實關鍵在於**一致性**。每天運動的**最佳時間是同一時間**，你的身體會習慣在那個時間運動，並配合釋放增強活力、塑造肌肉的荷爾蒙（例如睪固酮有助於健身績效和脂肪代謝）。

如果你能養成一致的運動習慣，運動時就可能會更加起勁，也有助於燃燒更多的熱量。如果你無法在固定的時間運動，也不需要逼自己，最重要的是經常運動（每週約四到六次），無論是什麼時間。

五分鐘熱身……1分

《應用生理學期刊》裡的研究指出，暖身運動太長會使人疲累，尤其是靜態延伸暖身時更容易如此。許多研究顯示，不當的暖身其實會讓肌肉進入休眠模式，那對運動更為不利，這時你應該讓肌肉準備行動才對！五分鐘的有氧或動態延伸（以流暢的動作積極延展，而不是坐下來手觸腳趾之類的靜態延展）可以達到暖身效果，讓你準備好加把勁做正式的運動。

任何形式的有氧運動都很適合，只要能讓你的心跳加快，就可以暖化身子，甚至讓你稍稍流汗。你可以嘗試單車、跑步機或是划船機，甚至跳繩或做傳統的體操動作，例如開合跳。你也可以嘗試以指尖觸腳尖（雙手張開，彎下腰，左手碰觸右腳，再換右手碰觸左腳）、手臂

瘦身迷思

運動前做靜態伸展可避免受傷？

簡明真相：運動後的靜態伸展可能很有幫助，但運動前的靜態伸展無法增加動作的範圍。一些研究指出，伸展其實會破壞肌肉的穩定，減弱肌力30%，讓肌肉更不足以應付劇烈的運動——尤其是舉重之類。

所以，最好是以動態運動熱身，例如手腳旋轉、簡單的蹲伏、小跑步或大步走，這些動作可以幫你做好準備，比較不危險。

轉圈、臀部繞圈、軀幹旋轉、弓箭步、簡單下蹲，或是做瑜伽裡的貓牛式。

重點是：沒錯，你需要為運動暖身，不要一下子就做激烈的動作，身體需要逐漸加快心跳、關節需要先活動、心理需要做好準備。暖身得宜時，只要**五分鐘**就夠了。

重塑肌肉……3分

你真的可以減肥後不復胖嗎？你真的可以加速新陳代謝嗎？這兩個問題的答案都是肯定的，達成的關鍵在於你需要肌力訓練才能減重。

如果你要減重，肌力訓練是「能量運用」的關鍵。且聽我說明吧！你聽過多少次：肌肉增加、淨組織增加，燃燒熱量的能力也會增強，即便是在睡眠中也可以燃燒熱量？研究人員最近才了解做完肌力訓練後肌肉經歷的過程，那過程不僅讓肌肉組織增加而已，在**「事後燒」**（afterburn）的時候，肌肉也重新塑造了。

我總是要大家逼自己做到真的疲累，原因如下：運動到真的疲累時，肌肉會進入正常的重塑流程。任何肌力訓練都會出現這種現象，這種重塑流程在你訓練結束後，需要二十四到九十六小時才會完成（這也是你需要在每週運動後加入休息時間的原因）。在這段期間，衛星細胞包圍肌肉纖維，提供蛋白質，讓新的肌肉組織培養出更強的肌力。每天額外燃燒多達一百到一百〇五卡的熱量，就是用來重塑肌肉的能量消耗。

只要持續運動，定期的重量訓練便可以提升靜止代謝率。讓我從燃燒熱量的觀點來說明好了：三十分鐘的恆態心肺運動可以燃燒約三百卡，但運動完後不會產生肌肉重塑流程，所以事後燒很少。在三十分鐘的阻力訓練中，你同樣燃燒約三百卡，其中差別在於，運動完後你會連續三天、每天都再消耗一百卡。所以你比較想做哪種運動呢？做一次心肺運動燒三百卡，還是做阻力訓練燒六百卡？每週一次肌力訓練，一年可以幫你多燃燒三萬一千到三萬六千卡，或是四到四・五公斤的脂肪！現在你明白了吧！

我希望你每週至少做**兩次**的肌力訓練，讓燃燒的卡路里加倍。

如果你想減重，加速新陳代謝，燃燒更多的熱量，就做循環的肌力訓練（下一段會說明）。這類訓練稱為代謝式阻力訓練（metabolic resistance training，簡稱MRT），有時稱為代謝式循環訓練（metabolic circuit training，簡稱MCT），因為你是真的大幅改變了自己的代謝力。

維持運動……3分

運動的方式是有很多種，不過在本書裡，說到減重，有一種方法可以最快幫你達成目標：循環訓練。循環訓練是指你連續做幾套肌力訓練或強化運動，一套緊接著另一套，不同動作之間幾乎沒有休息或間斷。這類訓練能在一次運動中同時提供最好的有氧與肌力訓練，因為它不只鍛鍊與雕塑肌肉，同時也訓練心血管系統。這種運動也能節省時間，提升熱量的燃燒，因為一刻也沒浪費掉。

在這種效率下，你不需要花一小時運動，所以可以省下更多的時間做其他事情。我的健身課程都是以循環訓練來設計——從BODYSHRED課程到DVD，再到我的著作《達成目標》都是如此。以下是基本循環訓練的例子，以大家熟悉的動作組合而成，適合在暖身後進行：

循環1

- 伏地挺身
- 深蹲，搭配啞鈴肩上推舉
- 板凳撐體，三頭肌下壓
- 開合跳

基本上每個動作之間的切換都不停歇，每個動作都做足三十秒。這組循環完成後，可以短暫休息三十秒，接著重複整個循環第二遍。對於需要藉助外力（例如啞鈴）的動作，請使用足夠的重量來鍛鍊肌肉，在動作結束時（有些人是算時間，我個人比較喜歡算次數）讓肌肉有疲累感。

你可能想問你該做心肺運動，還是專注做肌力運動，這裡的討論也可以用來回應上述的問題。我希望你只在不做循環訓練的日子才做心肺運動，因為心肺運動的效率不如循環運動。

不過，若循環訓練在運動中及運動後的燃脂效果較好，為什麼不天天做循環訓練？那是個禁忌，原因見下文。

分開訓練……2分

很多熱中健身的人花很多時間訓練，卻不太明白恢復期的必要與威力，事實上，**多數的減重效果是在恢復期產生的**。運動像是建築師，恢復期則是營建商，沒有足夠的時間恢復，你會給身體壓力，抑制進步，可能也會傷了自己。

那該怎麼辦呢？每週至少要完全休息一天，不要**激烈**訓練某個肌肉群超過兩次。多數的研究人員也同意，你應該在每次運動之間間隔四十八到七十二小時，尤其是比較激烈的運動，例如強大的阻力訓練。

你該如何遵守上述的原則，又做到我建議的每週運動五到六天呢？別擔心，我正要告訴你怎麼做。我們使用一種叫**肌肉分開訓練法**的技巧。你自己設計循環運動，在某幾天鍛鍊某些肌肉群，但不在同一天鍛鍊所有的肌肉群。如果你感到困惑不解，沒關係，下面我會說明理想的肌肉分開訓練法和運動時間表。不過在那之前，我想先釐清一點：全身訓練（亦即在一次運動中鍛鍊每個肌肉群）可以產生驚人的效果，只是它無法讓你安排最佳的恢復期，所以不要天天做，或是別做得太激烈。

別擔心！在我的理想世界裡，你還是可以每週激烈的訓練五到六天，並且依舊讓肌肉獲得需要的恢復期，增強健身的結果。

你的訓練可以採用以下的方法：

天數	肌肉
第一天	胸肌、三頭肌、肩膀、腿部偏重股四頭肌、下腹肌、腹斜肌
第二天	背肌、二頭肌、腿部偏重大腿後肌、臀部、上腹肌
第三天	心肺運動
第四天	胸肌、三頭肌、肩膀、腿部偏重股四頭肌、下腹肌、腹斜肌
第五天	背肌、二頭肌、腿部偏重大腿後肌、臀部、上腹肌
第六天	心肺運動
第七天	休息

我是根據功能來將肌肉群配對在一起。胸肌、肩膀、三頭肌、股四頭肌都是推動式肌肉，背肌、二頭肌、大腿後肌都是拉動式肌肉，大腿後肌和臀部通常是一起動的，所以這樣配對比較合理。**功能相同的肌肉通常會一起動，所以最好同一天鍛鍊。**如果你不在同一天訓練同功能的肌肉，幾乎

不可能在運動期間及之後的恢復期把肌力提升到最大。例如，你週一做二頭肌彎舉的動作，週二又做平舉（以二頭肌做為協助肌），你等於是在不知不覺中連續兩天鍛鍊了二頭肌。何況，你的背肌訓練也會受到影響，因為二頭肌經過前一天的訓練已經太疲累了。

在分開訓練日裡，我喜歡加入一個技巧，名叫**「周邊心行動」**（Peripheral Heart Action，簡稱PHA）。PHA訓練通常會輪流做上半身和下半身的動作，在全身不休息或燃脂不減慢下，讓剛剛鍛鍊的肌肉稍做休息；循環訓練的設計通常就是PHA，所以才會那麼有效。這種技巧一再改變鍛鍊的肌肉群及肌肉運作的方向（上而下或下而上），藉此持續逼血液循環到全身，促使心跳加速，熱量燃燒得更快。關鍵在於把焦點放在大肌肉群上，例如胸肌、背肌、腿部，那些肌肉群對心肺功能施壓較大，因此是比較代謝導向的運動。

以下是針對兩個肌肉分開訓練日所規劃的PHA循環：

週一和週四	在抗力球上做啞鈴胸部推舉 深蹲搭配前平舉 三頭肌下壓（在地板上或以凳子為輔助） 高抬膝（高強度間歇訓練，詳情請參考68頁的祕訣——「好好使勁」） 腳舉高（兩腳輪流舉高或一起舉）
週二和週五	滑輪下拉或俯身槓鈴 腳打直，啞鈴硬舉成二頭肌彎舉 坐式平舉 踢臀跑（高強度間歇訓練） 在抗力球上做屈膝仰臥起坐

如果你想把健身課程排入時間表內，就要考慮該課程是訓練哪些肌肉。假設你週一做瑜伽，瑜伽本質上有很多棒式、鱷魚式、下犬式的動作，密集地訓練胸肌、肩膀、三頭肌，週二就不要上戰鬥營訓（boot camp）課程了，因為戰鬥營訓的伏地挺身、上舉、下壓動作都使用同樣的肌肉群，你應該改成集中訓練下半身的課程，例如腹臀燃脂課。這需要你自己安排，但我保證絕對值得花時間好好規劃，這對減重的速度有很大的影響。

如果你是看DVD健身，或是去上課鍛鍊全身，沒關係，只要運動不過度集中在某個肌肉群，比較偏重整體狀況及燃燒熱量就行了。比方說，我的BODYSHRED課程只有三十分鐘，訓練所有的肌肉，不會鎖定某個肌肉群。

如果你的肌肉因為上一次的運動仍感到酸痛，我不希望你現在就做肌力訓練——這是金科玉律。我再次強調，運動以後，每週一定要至少休息一整天，才能獲得最好的恢復和效果。

合起來做……3分

做肌力訓練的時候，我希望你多想想效率。在同一次運動中，我是以小肌肉訓練搭配大肌肉訓練，因為同時讓多組肌肉群一起運作，需要用到大量的能量，可以燃燒更多的卡路里。

運動腿部的時候，同時鍛鍊較小的肌肉（例如二頭肌、肩膀、三頭肌），可以更善用時間，這基本上就是我剛剛討論分開循環時提到的動作。

有很多方法能做到這點，我把方法分成三類：連續、混搭、多管齊下。**連續**是指一個動作做完後，直接換下一個動作，中間不休息；**混搭**是指同時做兩種動作；**多管齊下**是同時訓練多個肌肉群的動作，讓你不斷地移動及改變姿勢。三類之中，連續動作比較簡單，因為它需要的肢體協調、力氣或穩定度，都不像混搭或多管齊下那麼多，所以你可以從連續動作開始嘗試，以後再試較難的動作。以下是一些你可以嘗試的動作範例：

> **瘦身迷思**
>
> **屈膝式仰臥起坐和腹部運動能消小腹？**
>
> **簡明真相**：你無法消減身體局部的脂肪，不論是腹部、臀部、大腿，或你身上想轉變的任何部位都不行。想要雕塑你不滿意的部分，需要先降低整體的體脂肪，那表示你需要高強度的訓練，搭配潔淨的飲食以及特定部位的雕塑運動，來調節脂肪下的肌肉。

連續動作

- 深蹲後，過頭肩推舉
- 相撲蹲後，三頭肌頭頂伸展
- 啞鈴硬舉後，寬握垂直上舉
- 前弓步後，二頭肌彎舉
- 屈膝禮式的弓箭步後，兩手平舉

混搭動作

- 側步蹲，搭配手臂往肩後提舉
- 棒式，搭配兩手輪流做啞鈴划船式
- 後弓步，搭配二頭肌彎舉
- 前弓步，搭配啞鈴高舉斜劈
- 側向下蹲，搭配啞鈴擴胸

多管齊下動作

你可能會發現本章列出的動作都不需要多做說明，就很清楚明瞭，要不然就是新手也可以輕易查到的。但是多管齊下的動作卻無法光從名稱上一眼看出內容，所以我簡單說明了每個動作的詳細步驟。如果你需要圖解，這些動作大多能上網查到。

- **旋臀式**（Hip Heists）：從四肢著地的蹲伏姿勢開始（膝蓋和手掌都著地），把右膝蓋拉往左腋下，接著把左臂往後放，身體往後旋轉，讓你的臉部朝上，膝蓋彎曲，以後腳跟和手掌來平衡。接著再把右腳跟拉向左肩，同時把左手臂轉過來，讓整個身體轉回最初的蹲伏姿勢。接著，往反方向重複上述動作。
- **蟹步式**（Crab Walk）：坐在地上屈膝，手臂伸直，手掌靠近臀部，手指朝前。用手部撐起身體，變成拱橋姿勢，手腳並用往前「走」四步，接著往後退四步，注意不要同手同腳移動。
- **熊爬式**（Bear Crawl）：四肢著地，接著膝蓋離地，往前爬四步，接著往後退四步，注意不要同手同腳。
- **旋轉棒式踢腿**（Rolling Side Plank Kicks）：側躺，以前臂撐起身子，膝蓋彎曲。把軀幹撐成側棒式。以下方的膝蓋平衡，把上方的腳伸向天空，變成側踢的姿勢。身體放回墊子上，轉向另一邊，重複側棒式和側踢，再把身體轉回去，持續兩邊替換。
- **土耳其式站立**（Turkish Get-ups）：仰臥，一隻手握著輕啞鈴，垂直高舉。坐起來，腿交叉，站起來，此時手臂要繼續保持伸直，接著將所有步驟倒過來做，恢復躺平的姿勢。重複上述動作，同一邊需做三十秒（約三至五次），才換另一隻手握啞鈴做。

有很多種可能的做法，都可以很快見效。此外，這種訓練方式也可以幫你節省時間，讓你的身體更靈活。

兩組恰恰好……2分

大家常問我，某個動作應該做幾組或幾次。很可能你已經找過這方面的資訊，聽過不同版本的建議，有些人主張次數少、但搭配較重的啞鈴，有人主張次數多、但搭配較輕的啞鈴，又有人說每組的次數不同，例如本週是一組動作做五十次，下週是三組動作各做二十次。雖然這樣混合並沒有錯，但是針對本書，我們提出一個適合的組數，至於次數方面，我們也有一套說法。

減重要有效果，關鍵在於**讓肌肉有疲累感**，所以我通常會建議，即使你不做三組或四、五組運動，至少也要做一組以上。我的論點是：我不希望你的訓練過於重複，我寧願你從不同的角度以各種運動訓練肌肉，也不要你一個動作重複做好幾組。當你以多種運動和角度來訓練肌肉時，會動到較多的肌肉纖維，更徹底地調節肌肉，達成更好、更快的結果（下一個祕訣會進一步討論這點）。

理想的狀況是每個動作各做兩組（這應該納入循環訓練的模式中，還記得吧？），每個動作做三十秒，而不是一組固定做幾次。由於我向來主張動作不要重複，以增加多元感及效果，你可能不解為什麼我不叫你做一組就好。答案是如果你只做單邊，你必須重複那組動作來訓練另一邊。例如，若你用右腳做了一組鐘擺式弓箭步，搭配二頭肌彎舉，你顯然需要做第二組才能同樣訓練左腳。

至於次數方面，我喜歡以三十秒為基準，因為那段時間可以讓你的潛力盡量發揮，你還是可以換較重或較輕的啞鈴試試看，關鍵是在**三十秒內以正確的姿勢做最多次**。在這個原則下，你的身體會隨著能力自動調整次數。

多換角度……2分

針對本書，我主張每個動作做兩組，一組做三十秒，這樣可以用多種動作搭配出最好的運動組合，讓你的肌肉產生疲累感。從多方面或多角度來訓練相同的肌肉，可以產生更好的肌張力，動到更多的肌肉纖維，此外，這也可以避免**訓練停滯期**（亦即肌肉習慣以同樣的方式做同樣的運動，導致運動的效果打折扣）。

這裡要稍微談一下科學的東西，我會盡量講得簡單一點。以你的肩膀為例，肌肉纖維的運作有三個方向：往前、往旁邊、往後。三個方向組成了肩膀或三角肌的三個部分。若你想要輪廓分明又性感的肩膀，舉起手臂時想露出肌肉線條，就必須從各個角度訓練肩膀。如果你只用前舉來訓練手臂，從未做過側舉或後舉，其他的肌肉纖維基本上就沒雕塑到，所以你的肩膀不會輪廓分明。

切記，運動要多元，才能從不同的角度鍛鍊肌肉，加速看到驚人的效果。

賣力做……2分

忘了「目標燃脂區」吧——就是主張「你應該以中等強度來運動（最快心跳率的六十五％到七〇％）才能燃燒脂肪」的白痴理論。那完全是胡扯，也非常浪費時間，事實正好相反。你想要驚人的成果，就要以較大的強度來運動，亦即你最快心跳率的八十五％左右。

請聽我解釋吧！在運動時，身體的能量有三種可能的

來源：葡萄糖和肝醣（血糖和肌肉裡儲存的糖）、脂肪、蛋白質。蛋白質是三者之中最後一個來源，身體最不可能從蛋白質取得能量，至於身體究竟是從儲存的糖、還是脂肪取得能量，端看你運動的強度而定。做高強度的運動可以逼身體取用較高比例的葡萄糖和肝醣，因為那是比較有效率的能量來源，是你做激烈運動時身體最需要的。如果你是做低強度的運動，身體不需要那麼有效率，它會擷取較高比例的脂肪來當能源。

這麼說來，低強度運動似乎比較有助於消減脂肪囉？錯了！這些生理方面的資訊會讓人誤以為想要燃脂及減重，低強度的運動比高強度好。

事實上，雖然低強度的運動會燃燒較**高比例**的脂肪，但是**高強度的運動燃燒的脂肪總數比較高**，因為整體燃燒的熱量較多。我用兩項研究來說明這個論點好了，一項研究出自於《新英格蘭醫學雜誌》，另一項研究出自於美國運動醫學學會（American College of Sports Medicine，簡稱ACSM）。

第一項研究顯示，九十公斤的傢伙每小時在平地上走四・八公里時，一分鐘可燃燒五・二五卡。同一個傢伙一小時慢跑九・六公里時，每分鐘可燃燒十六・二二卡。我們來看數字，慢跑是以較高的強度燃燒九百七十五卡，走路是以低強度燃燒三百一十五卡，前者燃燒的**總熱量**比後者多了六百六十卡。

在第二項研究中，十位參試者以低強度運動，時速六・〇八公里的速度走半小時。他們每分鐘燃燒八卡，燃燒的總熱量是二百四十卡，這二百四十卡中，五十九%（一百四十四卡）來自葡萄糖和肝醣，四十一%（九十六卡）來自脂肪；後來，這十人又以時速十・五公里走半小時，每分鐘燃燒十五卡，燃燒的總熱量是四百五十卡，其中七十六%（三百四十二卡）來自葡萄糖和肝醣，二十四%（一百〇八卡）來自脂肪——燃燒的總熱量比上次多了兩百一十卡（四百五十減兩百二十），燃燒的脂肪熱量也比上次多了十二卡（一百〇八減九十六）。

所以你看到了，即使低強度運動燃燒脂肪的比例比較高，高強度運動燃燒的脂肪熱量卻比較多，燃燒的總熱量也比較多。

但是，等等，我還沒講完，你覺得那些沒燃燒的葡萄糖和肝醣熱量後來怎麼了？它們變成脂肪囤積起來了。所以囉，最終而言，減重的主要決定因素，還是在於燃燒的熱量多寡，而非燃燒的熱量組成。

最後，我再強調一點，如果你以較高的心跳速度和強度運動，在運動完後，身體持續燃燒熱量的時間會長久很多，這就是我之前提過的「事後燒」。從事較高強度的運動（尤其是肌力訓練），好處在於提升新陳代謝，如此一來你就可以靠著休息或基礎代謝率燃燒更多的熱量，你的身體也會因運動而變得更有效率，變成燃燒熱量的燃爐——那正是你的目標！

前面提過，我希望你以最快心跳率的八十五%運動。想知道那個數字是多少、如何取得，只要把你的資訊帶入以下的基本公式就行了：

以220減去你的年齡，那就是你的最高心跳率（maximum heart rate，簡稱MHR）。

所以，我38歲，我的MHR是220－38＝182。我希望大多時候都是以85%的MHR來運動，除了做高強度間歇訓練以

外（稍後會細談，高強度間歇訓練是以將近100%的MHR運動），所以我把0.85乘以182，得出每分鐘155下。

你不需要心率追蹤器來追蹤數字——雖然有的話也有幫助。你只需要在運動的中間，停下來數心跳六秒鐘，再把結果乘以十就行了。我知道我的心跳需要在六秒內跳十五到十六下，才能在一分鐘跳一百五十五下，那才算是以八十五%的MHR運動。

知道心跳率，讓你更了解你需要多大的運動強度，才能燃燒最多的熱量。如果你想要更簡單的判斷方式：運動時不該上氣不接下氣，但是要對話應該比較困難。

混和……2分

不要只做一成不變的運動，要經常混合多種運動，這樣做有很多好處。第一，比較不會無聊。第二，避免運動績效和減重進入停滯期。第三，對整體健康和健身效率來說，「完整均衡」的訓練很重要。那表示你運動時需要注重許多不同的技巧——速度、力道、敏捷、平衡、靈活——才能成為更全面的運動員。這樣做也可以避免受傷，增強運動能力，燃燒更多的熱量。

如果你心想：「我不知道該如何用多種方法來訓練自己。」最簡單的解決方式是去上多種健身課程，如果你是健身房的會員，多數健身房都有提供多種課程，基本上你可以天天上不同的課。為了維持新鮮感，你可以上瑜伽課，訓練柔軟度和核心肌力；上戰鬥營訓課，訓練力氣、速度、肌肉耐力與敏捷度；上室內飛輪課，訓練心肺耐力及腿部肌力；或是上什麼都教的課程，例如拳擊有氧。我盡可能讓

BODYSHRED課程能做到這點，那套課程不僅幫人變得更精實，也能讓人真正瘦下來。

我不希望你為這點想太多，運動應該要多嚐鮮，多體驗不同的運動類型，最後你自然而然會找到最適合你的運動組合。

盡量鍛鍊肌肉

好好使勁……3分

希望縮短上健身房的時間又瘦身嗎？那你需要學習「高強度間歇訓練」（HIIT）。HIIT是high-intensity interval training的縮寫。如果說過去兩、三年有哪個詞被健身界過度使用，HIIT可能就是其中一個，但是大家那麼常用那個詞其實有很好的理由，HIIT是讓短時間的激烈無氧運動和較不激烈的恢復期輪流登場。目前的研究清楚顯示，如果你想要最有效率的心肺運動，HIIT會是最佳選擇。要拿持續穩定的運動跟HIIT比，根本沒得比，簡直就是小巫見大巫，HIIT在燃燒熱量和脂肪利用率方面都獨領風騷。

許多研究探索這種間歇式運動——高強度和低強度的心肺運動交替登場（例如在跑步機上走路和跑步，騎飛輪等等）——它們都指向同樣的結論：比起心跳率較低的穩定運動，HIIT燃燒較多的脂肪，也創造較多的事後燒。這種事後燒叫做「運動後的過耗氧量」（excess post-exercise oxygen consumption，簡稱EPOC）。

研究人員也發現，HIIT運動也比其他的心肺運動能提升更高的新陳代謝率。如果你覺得HIIT的好處還不夠多，這裡還有一個：運動時間大幅縮短了！你不需要做六十分鐘，只要卯起來運動二十到三十分鐘，就可以提供比辛苦運動一小時更多的效用。

一般而言，HIIT的運動時間通常很短，主要是採用心肺運動，但我稍微調整了HIIT的理念，把它加入任何種類的運動中——無論是心肺運動或是肌力運動。

在每週的分開訓練中，你可以在兩天的心肺運動日或進行循環運動時做HIIT，你也可以直接在循環運動的結尾加上三十秒到一分鐘的高強度心肺運動。

HIIT研究人員認為，挑戰強度極限的理想時間範圍是三十秒到兩分鐘。為了正確做HIIT，你需要投入八十五%到一〇〇%的心力，然後休息，我自己偏愛較短的時間，因為可以在較短時間內追求最顛峰。相信我，如果你以我要求的強度做以下的運動，其實無法持續超過兩分鐘，那正是HIIT既美好又有效率的地方。我知道你在想你無法做爬山式一個小時，燃燒九百卡。HIIT都是激烈簡短的動作，只有以超過八十九%的強度做運動時，才會燃燒那麼多熱量。

> **瘦身迷思**
>
> **每次都要把肌肉鍛鍊到沒力？**
>
> **簡明真相**：一些鍛鍊肌肉的雜誌可能會告訴你，每次運動時把自己操到極限是個好主意，其實不然，那可能會導致過度訓練，減少肌力，也可能讓你受傷。只要鍛鍊到肌肉有疲累感就好了（亦即你可以再做一次，但是姿勢可能沒那麼標準），不要鍛鍊到沒力。

以下是幾種可以選擇的運動：

- **交替跳躍箭步蹲**：每分鐘十二卡
- **深蹲跳躍**：每分鐘十三卡
- **開合跳**：每分鐘十三・五卡
- **快速側跳**：每分鐘十三・五卡

- **爬山式（mountain climbers）**：每分鐘十五卡
- **踢臀跑**：每分鐘十二卡
- **高抬膝**：每分鐘十三卡
- **跳繩**：每分鐘十一卡

以下是循環範例。前四個動作是阻力與調節運動，最後一個動作是HIIT：

- 輔助式上拉（除非你不需要幫助就能做到）或俯身槓鈴
- 鐘擺式弓箭步（以同一腳先做前弓步，再做後弓步），搭配二頭肌旋轉彎舉（彎舉時，從掌心向外轉成掌心向上）
- 坐姿划船式
- 雙下跳繩（每次跳躍時，繩子旋轉兩週）

在心肺運動日做HIIT時，田畑運動（Tabata）是HIIT的典型例子。田畑運動是採用二比一的方式，卯足全力做高強度運動二十秒後，接著休息十秒，如此重複八次。沒錯，總共只持續四分鐘，一般人無法持續到最後，但是對頂尖運動員來說是最好的運動。

我稍微修改了原則，讓它更加適合初階到中階的運動員，變得好做又非常有效，這個運動可以讓《減肥達人》的參賽者在三十分鐘內燃燒五百卡。我建議的高強度／低強度比例是：先做三十秒高強度運動（九〇％到一〇〇％的MHR），接著做三十秒低強度運動（約五〇％的MHR）。

無論你把HIIT融入哪種運動中，這種短時間的激烈運動可以大幅增強運動力及調節，促成更高的葡萄糖代謝，大幅增加燃燒的熱量。

加快速度……2分

你可以改變重複動作的速度，以挑戰自己的身體狀況及增加熱量的燃燒。說到每次動作的速度，多數人是依循經過證實的原則：以掌控中的慢節奏，正向約兩秒（上舉、推舉或拉動重量），負向約兩秒（下放或鬆開重量）。這種方式完全沒問題，但是如果你想強化運動的效果，可以考慮每週運動時，某幾次做正向拉舉的速度可以快一點。超快的速度可以幫你訓練更強的肌力和效能，同時增加熱量的燃燒，幫你消除更多的脂肪。

做這些快速動作的時候，先盡快地推舉或拉動，姿勢要正確（如果無法維持正確的姿勢，就減少推舉的重量）。接著在**掌控下**以二到四秒放下重量，回到起始的姿勢。做負向動作時不要加速，**絕對不要！**

如果你懷疑把負向動作放慢對減重的效用，可以不要做。有些研究顯示，這種方法可以增大肌肉，但是沒提到調節或燃脂方面有明顯的改變，那主要是用來壯大肌肉的健身技巧，我不希望你的心跳速度因為動作放慢而跟著減緩。你不需要每次運動都加速推舉，但**每週至少一次加快速度**，可以增強肌力和效能，加快脂肪代謝。

加倍做……2分

我們來看看這個命名貼切的「超級組」，它讓你在較短的時間內變得更精實強壯，而且安全又自然。超級組有不同的類型，但是根據我們的目的，我們要做的是同肌肉群的超級組，這是一種進階的運動方式，對同一肌肉群接連做兩次運動，中間不休息。相對於傳統的單組訓練，超級組有幾個好處，你做超級組時，移除了每組動作之間的休息時間，提升運動的強度。我們知道強度增加，效果更好，超級組讓你不需要用很重的啞鈴，就能加強訓練肌肉，強化肌力和耐力，**又不會讓肌肉變大**。

以下是有效超級組的一些例子：

- 滑輪下拉後，做棒式啞鈴划船（Plank Dumbbell Rows）
- 伏地挺身後，做滑輪機械擴胸
- 腿部伸展後，交步蹲跳
- 單車式捲腹後，腿往上舉
- 硬舉後，羅馬椅背伸
- 交替前弓步後，深蹲跳

以下是超級組融入循環訓練裡的例子：

- 啞鈴仰臥推舉
- 躺著啞鈴擴胸，搭配骨盆上推
- 超人式
- 爬山式

拉長你的肢體……2分

你的肌肉、骨骼、關節是一套槓桿系統，它們一起運作，讓你舉起重量（那重量可以是你自己的體重或啞鈴之類的外在阻力）。當你增加你舉的東西及關節（軸心點）之間的距離時，肌肉必須產生更多的力氣。基本上，延長槓桿的長度——你的手臂、腳或軀幹——等於是讓肌肉處於劣勢，肌肉必須使出更大的力氣做同樣的工作，同時也能讓你變得更強壯精實。

以下是說明的例子：你用雙手和雙腳做伏地挺身，接著讓膝蓋著地，那等於縮短了槓桿，所以變得簡單許多。我們的目標是讓動作變得比較難，那樣才能燃燒更多的熱量，獲得更好的效果，我們希望運動時把槓桿拉長。

以下是運用這種技巧的幾種方式：

- 用雙手和雙腳做伏地挺身，即使雙手是放在階梯之類的台子上。
- 手臂打直平舉重量，不要彎曲。
- 拿啞鈴做擴胸動作或做滑索飛鳥（cable fly），而不是使用坐式夾胸機器，那機器會讓手臂彎曲。
- 做抬腿運動時，腳打直，膝蓋不要彎曲。

如果你還不知道如何做某種運動能達到最好的效果，可以依循下面的準則：**盡量讓肢體的長度愈長愈好**。如果某個動作可以屈膝做或腳部打直、屈臂做或手部打直，那麼**打直做會是強度較高的運動**。

不過，這裡要提醒一個重點：只有當你能維持正確姿勢時，才做比較難的版本。你可能需要逐步達到比較難的版本，我寧可你試幾次困難版的動作以後，再以完美姿勢做簡單版的動作，而不是永遠都不嘗試。你可以持續增加運動的挑戰性，藉此累積強度及提升效果。

轉動身子，喊出聲……2分

也許你不需要喊出聲，但我希望你多轉動身子，轉向多種不同的方向。有些機器（例如滑索機或多功能交叉訓練機）需要用到你的核心肌肉才能做出正確的動作，但是落實這項訣竅的最好方法是利用你的體重和啞鈴，**避免使用機器**（機器是以人工方式隔離肌肉群，在單一平面上運作，例如由前往後，由一側往另一側，上下移動）。坐姿腿彎舉就是很好的例子，我們的身體在現實世界中不會那樣運作，所以當我們那樣鍛鍊身體時，並不自然，也沒有效率。你以「3D立體」的方式運動愈多時，燃燒的熱量愈多，身體也會變得更精實強壯。

以下是你可以嘗試的幾種運動：

- **弓箭步搭配側劈動作：**側劈是指你跨出弓箭步時，手臂打直做斜向運動。
- **快速側跳：**往兩側跳來跳去。
- **深蹲跳一百八十度：**深蹲，然後跳起，接著在空中轉一百八十度，往另一個方向落地深蹲，重複上述動作。
- **橫向波比**（Lateral Burpees）**：**一般波比是把雙腳往後踢，橫向波比是把雙腳使勁彈往旁邊變成棒式。
- **衝浪起身：**從躺下、面朝下的姿勢跳起來，這種動作彷彿是在沖浪板上起身。

如果你還不夠熟練，一開始沒把握做這種多面向的訓練，可以把以下的課程納入你的運動時間表中，每週至少一次，讓你熟悉這類運動：拳擊有氧、舞蹈、瑜伽，或是我的BODYSHRED課程。

身體再低一點！……3分

運動時動作大，或是身體從一點移到另一點的距離大，是減輕體重及獲得最大健身效益的關鍵。讓關節完整的移動可以鍛鍊身體的靈活性、移動性和強度，也可以幫助你燃燒較多的熱量。

以下列出了做運動時，你可能偷工減料而導致動作不夠大的情況：

- 深蹲，但是大腿沒跟地面平行。
- 二頭肌彎舉或滑輪下拉，但是沒把重量完全放回起始位置，或是手臂沒打直。
- 做弓箭步的時候，後腳膝蓋離地有十五公分遠，而不是只離五公分。
- 啞鈴肩部推舉，但是手臂往頭上伸時，沒完全伸直。

當然了，如果你的筋骨很硬，無法下壓得那麼徹底，那就別過度嘗試以免傷了自己。但是，假若你運動時只是盲目地做動作，心不在焉，或是不夠盡力，別再欺騙自己了！身體多移動個幾公分，可以增加你運動時和運動後的熱量消耗，同時雕塑出更精實的身材。

瘦身迷思　肌肉會變成脂肪，或脂肪會變成肌肉？

簡明真相：脂肪不會變成肌肉，肌肉也不會變成脂肪，鍛鍊肌肉和消減脂肪是兩回事。健身可以讓你燃燒脂肪、鍛鍊肌肉，但是兩者之間無法互轉，就像鉛塊不會變成金塊。

跳高！……2分

跳躍、彈跳、往上衝！沒錯，我要你飛騰起來，利用一種進階的健身技巧，名叫增強式訓練（plyometrics）或彈跳力訓練（jump training）。這是一九六〇年代和一九七〇年代運動員率先使用的技巧，不過最近十年，彈跳力訓練變成改善運動績效的熱門方法。

增強式訓練是一種高強度的運動，可以大幅提升人體的肌力、速度和耐力，燃燒更多的熱量及消減脂肪。此外，增強式訓練十分激烈，不但能增強代謝率，還能讓事後燒延續好幾個小時。

以下是它的運作方式：你依賴「牽張—收縮循環」所產生的力量，來做高速運動（例如蹲跳）。肌肉在做爆炸式收縮以前先延伸，會收縮得更用力、更迅速。我們以蹲跳為例，在跳起之前先深蹲，會降低你的重心，稍稍伸展與此動作相關的肌肉，這便是準備階段。接著，當你把腿伸直，跳起來使身體離地時，你會因為剛剛深蹲時的收縮，而啟動更大的爆發力。

以下是把這個祕訣融入運動的其他例子：

- 做弓箭步，腿伸直時跳起來。
- 跳箱時，屈膝，然後跳過箱子或平台。
- 伏地挺身時，用力把上半身垂直提高，讓雙手短暫離地。

這裡再次強調，在基本的健身運動中加入跳躍或彈跳的動作，可以增加強度及熱量燃燒。為了獲得增強式訓練的完整效益，並大幅增加移動的效果，落地時一定要收縮。當你從收縮做出爆炸性的動作時，就會得到「牽張—收縮循環」的額外效果。落地時一定要**輕輕以腳尖先觸地**，接著再讓腳跟落地，以免受傷。

在此提出一個警告：增強式訓練的健身效用雖然所向無敵，但這種訓練非常激烈，除非你已經有不錯或良好的健身狀態，否則別輕易嘗試。萬一身體受傷或有其他狀況，一定要先諮詢醫生才做這個活動。

讓身體失衡……2分

你曾經環視健身房，看到按摩氣墊（disc pillow）、半圓平衡球（BOSU ball）、搖板（wobble board）之類的奇怪器材，但不知如何使用嗎？我來告訴你，那是用來做平衡訓練的。不過，我在寫這本書以前，大量翻閱了最近的研究，還比較了地板上的平衡訓練和使用這些器材的訓練——尤其是搭配肌力訓練的效果。我發現了很多矛盾的主張，甚至有很大的爭議。

我自己的看法是：在紮實的平面上運動，可以提高運動的強度，結果會比站在不平衡的東西上更好。重點是讓你的身體失衡，而不是站在失衡的東西上。我也找到了相關研究，佐證了我的看法。

我的意思不是說平衡工具無法改善你的平衡。但是，如果你想加強肌力、肌肉的刺激、肌肉的參與（亦即燃燒熱量），**我希望你讓自己的身體變得失衡，而不是站在不平衡的東西上**。

需要你穩定身體的運動會用到更多的肌肉，也比其他的運動困難，可以幫你燃燒更多的熱量，那正是我們的目標。此外，平衡是運動的一大重點，可以改善肢體協調、運動技巧和姿勢。你還是可以玩玩那些運動器材，我不是叫你都不要用，我只是要你記得，我想幫你用最有效率的方式善用時間。

以下是如何讓身體失衡以增加熱量燃燒的例子：

舉起一隻手或一隻腳

運動時不用雙腳或雙手平衡，而是讓一隻手或一隻腳離地，以製造不穩，例如：

- 做伏地挺身，試著讓一隻腳離地。
- 深蹲時舉起一腳。
- 做側弓步，當你把跨出去的腳縮回來時，不要觸地，而是提起膝蓋。
- 做棒式時，一手舉起，不要貼著身體側邊，或是同時舉起一隻手和一隻腳。
- 啞鈴硬舉時，單腳離地（彎曲後再站直，那也可以挑戰你的感覺系統）。
- 滑索後拉時，單腳離地。

有無限多種可能的變化，你只要評估你的動作，看能不能移除其中一個支點就行了。

善用平台

這個方法是把你自己的體重從紮實的平面往上移或者是往下壓（可以幫助你燃燒熱量及強化核心），同時還能測試你的平衡。

以下是一些例子：

- 單腳登階，一邊的膝蓋舉在凳子或高階上。
- 站在一階上，以後弓步下階。
- 把後腳放在凳子上，做弓箭步蹲站。
- 單腳或雙腳放在平台上，做伏地挺身。

想從平衡訓練中獲得最大的效益，可以把上述兩個簡單的原則融入自體重量訓練或自由重量訓練中，這樣就可以提升運動效果了。

加強心肺

增加斜度……2分

想在跑步機上多燃燒十五%的熱量，只需要稍微增加斜度就行了。即使只是讓斜度增加五%，也可以產生很大的差異，斜度愈高，燃燒的熱量愈多，也不需要增加運動的時間。以下就是一例：

一位體重65公斤的女性以時速6.4公里的速度（健走速度）在無斜度的平面上走30分鐘，總共燃燒132卡。如果坡度增加5%，她可以燃燒220卡。坡度增加到10%，她仍用走的，但可以燃燒312卡。

另一個好處是：增加坡度後燃燒的熱量，約等於在平面上慢跑三十分鐘所燃燒的熱量。所以如果你無法慢跑或快跑，走斜坡可以增加強度及熱量的燃燒，也可以在不增加衝擊下雕塑肌肉。

拿開你的手……2分

你一定聽過我對《減肥達人》的參賽者大喊：「把手移開跑步機、太空漫步機、踏步機！」我之所以那樣喊，是因為**你握著機器時，燃燒的熱量可能減少二十五%**，很多對吧？現在你知道我為什麼要對他們吼叫了吧！坦白說，既然都要花時間運動了，難道你不希望獲得最好的效果嗎？所以下次去健身房做心肺運動時，就別再握扶手了。那不僅可以增加熱量的消耗，提升運動的挑戰，對你的核心也是很好的激烈運動。

做心肺運動時，擺動手臂……2分

你在走路、慢跑或快跑時，手肘要向後拉，手臂不要散漫地擺動或垂在兩側。

把手肘往後拉，可以讓腳更省力，同時加快你的速度，增加全身的運動及運動功效。

更換機器……2分

如果你一直使用跑步機，從沒想過使用健身房的其他心肺訓練器材，這個祕訣就是針對你的。

每台機器對身體都是不同的挑戰，無論你相不相信，我們的身體其實很容易習慣同一套東西。為了獲得交叉訓練的好處，並解決減重停滯以及對同一台機器感到無聊的問題，每週做心肺運動時，最好挑選不同的機器。或者，你也可以發揮創意，每次運動時搭配使用兩、三種不同的機器，那會讓你覺得時間過得比較快，也可以獲得較好的效果。

瘦身迷思

做心肺運動不會讓肌肉增加？

簡明真相：雖然心肺運動比較難長肌肉，但多做心肺運動還是可能變得更結實。如果燃脂是你的目標，又喜歡心肺運動，其實只要每週繼續做阻力訓練，獲得維持肌肉所需的充足營養，把心肺運動從較長的耐力訓練改成較短的衝刺就行了。

善用戶外空間

走向戶外……1分

避免無聊的最好方法就是到戶外運動，外頭的鄰里有你需要的一切。你可以利用周遭的環境燃燒許多熱量，創造個人的健身房。找個公園或寬敞的空間，做開合跳、跳繩、爬山式、踢臀跑或抬膝之類的傳統體操動作，也可以做做深蹲、淺蹲、弓箭步、伏地挺身、仰臥起坐之類的自體重量訓練。此外，你也可以使用戶外的道具，例如長椅、兒童攀爬架、牆壁、樹木、燈柱。以下是一些有趣的點子：

- 將身體靠著平整的牆面，坐蹲。
- 利用長椅做三頭肌下壓、伏地挺身、登階或坐蹲之類的動作。
- 抓住穩固的樹木或燈柱，做橫向上拉的動作。

瘦身迷思

塑身鞋有雕塑腿部及提臀的效果？

簡明真相：當然不可能！這是屬於「聽起來好到不可思議」的概念，所以不是真的。美國運動協會最近做了兩項研究，結果顯示：「沒有證據可以佐證那些鞋子可讓人提升運動的強度，燃燒更多的熱量，或改善肌力及線條。」運動協會的塔德・葛拉提（Todd Galati）發現，那些特殊的鞋子和一般的運動鞋沒什麼差別（除了價格以外），並表示：「那些鞋子不是萬靈丹。」真正改變你生活的關鍵是多走路，而不是鞋子。

- 利用人行道的鑲邊石（別選車水馬龍的地方）做後弓步或迅速上下階梯的動作。
- 利用單槓做引體向上。
- 心肺運動方面，在戶外做HIIT間歇訓練，使用街區來劃分每個間隔，例如走一個街區，跑一個街區，沿途融入上述的運動。
- 在公園或海邊標示兩個記號，兩者相隔約五十碼（一大步約一碼）。然後從一個記號衝向另一個記號，來回二十次。每次抵達記號時，就輪流做下面的運動：二十個弓箭步，二十個深蹲，二十個伏地挺身，二十個仰臥起坐，或維持棒式二十秒。每次之間休息三十秒。

感受大地的變化……1分

到戶外做心肺運動可以大幅增加熱量的燃燒。研究顯示，由於地勢改變會產生坡度變化及不穩，風力或水流對身體來說也是額外的阻力，因此到戶外運動時，心跳平均每分鐘會**多跳五到十次**。所以下次運動時，如果天氣合適的話，就去路跑，別使用跑步機；試試單車上路，而不是上飛輪課；到高中的體育館內，跑看台上的階梯，而不是在健身房裡使用踏步機；去海邊游泳，而不是去游泳池；去溪裡泛舟，而不是使用划船機。

減重的加總計分

3分

☐ 一致性是關鍵

☐ 重塑肌肉

☐ 維持運動

☐ 合起來做

☐ 好好使勁

☐ 身體再低一點！

2分

☐ 分開訓練

☐ 兩組恰恰好

☐ 多換角度

☐ 賣力做

☐ 混合

☐ 加快速度

☐ 加倍做

☐ 拉長你的肢體

☐ 轉動身子，喊出聲

☐ 跳高！

☐ 讓身體失衡

☐ 增加斜度

☐ 拿開你的手

☐ 做心肺運動時，擺動手臂

☐ 更換機器

1分

☐ 裝備恰當

☐ 五分鐘熱身

☐ 走向戶外

☐ 感受大地的變化

第二章的總分________

我採用幾個祕訣________

CHAPTER 3

居家

打造高效率的養瘦環境

前面提過，本書的目的是幫你考慮到各個面向。我希望你有多到數不清的瘦身對策，幫你因應各種可能阻礙減重與追求健康的障礙，因此我們必須處理家中可能影響你體重與健康的一切。

你家就是你的大本營，面對瘦身的種種挑戰，更需要做到穩若磐石、堅不可摧——我講的是你帶進家裡的食物、你考慮在家裡裝設的健身器材、你放在浴室裡的美容產品，甚至包括你使用的家用清潔劑。沒錯，我為了你的健康，什麼都考慮到了，我就是那麼關心你！如果你擔心這一章傳授的祕訣會花很多錢，那就錯了，如果你可以完全照做的話，或許還能幫你省錢！

購物與買菜

首先，我們從最明顯的障礙開始解決，亦即你廚房裡的東西，第一章已經談了很多飲食的原則和對策，現在是開始落實的時候了。
你購買和烹煮的食物都攸關瘦身的成敗，在本單元中，我將說明各種小訣竅，讓你的採買清單更加符合瘦身原則，從而幫助你成功瘦下來。

窈窕購物訣竅

中間走道導致中廣身材……3分

這點再顯而易見不過了。盡量避開超市的中間通道，到賣場的周圍選購產品，賣場周圍通常是擺放蔬果、奶製品、肉類、魚類等新鮮食物的地方，中間走道通常是擺放垃圾食物的地方，例如餅乾、洋芋片、麵包、麥片和其他誘人的非必需品。

低頭購物……3分

如果你真的想冒險走進中間走道買東西，盡量將你的視線放在底下的貨架，獲利高的東西通常會擺在視線高度，那些東西大多經過較多的加工處理，通常是以假造的垃圾成分製作而成的。而比較健康、生產成本較高的食物，通常會擺在較低的貨架上，超市的目的是希望你多買上面獲利較好的商品。

推車購物……1分

《行銷研究期刊》最近刊登一項「體現認知」（亦即身體移動會影響我們的認知功能及決策流程）的研究。那研究顯示，如果你逛超市是使用推車，而不是拿購物籃，你的購物選擇會比較健康。

提購物籃的顧客比較可能買甜食及高熱量食物，而不是健康營養的食物，因為提籃子的動作會觸發立即滿足的渴望。然而，人們推動推車時，手臂通常是伸出去的，那個肢體語言和「拒絕不想要的東西有關」，所以下次你進賣場購物時，請選擇推車，不要提購物籃。就算使用推車無法阻止你買垃圾食物，把推車當成滑板車來使用也可以幫你多消耗一些卡路里——我都是那樣做的。

瘦身迷思

斷食是減重的好方法？

簡明真相：斷食一定會破壞新陳代謝——即使體重可能暫時下滑，這裡的關鍵字是「**暫時**」。斷食時，體重下降了，但是恢復正常飲食時，體重又回來了，可能還會比原來重。

原因在這裡：從生物化學的角度來看，斷食讓身體進入飢餓模式，身體會開始分泌荷爾蒙以減緩代謝，消耗肌肉及儲存脂肪，因為脂肪是生存所必需的，肌肉則不是；此外，肌肉燃燒的卡路里比脂肪多，當身體處於節約消耗熱量的模式時，它會盡量削減所有的肌肉以利生存。除非你是為了深信不移的宗教理念，否則不要嘗試斷食，即使是為了宗教而斷食，斷食時間也應該很短。

千萬別在飢餓時購物……3分

肚子餓的時候，絕對、千萬，不要去買菜，否則注定會是一場災難。肚子餓會破壞判斷力、降低意志力，結果就是害你買下分量太多、選擇又錯誤的食物，那不僅對你的膳食有害，也很傷荷包。

所以別忘了，下次踏進超市採買**以前**，一定要先吃點東西墊墊肚子。

效法聖誕老人……2分

這標題雖然俗氣，但我的目的是要告訴你，你應該列好購物清單，而且**檢查兩次**，這可以幫你做更好的決定，只有在你好好規劃每週餐飲時，不健康的食物才不會出現在面前誘惑你。此外，那份清單會變成指令，你將不會漫無目的地走進危險的中間走道，害你衝動購買容易發胖的東西。

獨自購物，別帶小孩同行……2分

如果你有小孩，盡量別帶他們一起去超市，我自己帶過兩歲的小孩走過擺放麥片的走道，吃足了苦頭，從此就學乖了。她當然會想買盒子上有卡通圖案的每樣垃圾食物，我不放進購物車時，她就開始哭鬧；孩子畢竟還小，而你是大人，有責任保護他們，為全家做出健康的選擇。在不需要應付孩子時展現意志力都已經夠難的了，有孩子在一旁哭鬧，更容易削弱你的意志力。就算小孩已經過了「難搞的兩歲」階段，你真的想為了那些五顏六色的麥片而跟孩子在超市裡對峙嗎？

穿緊身牛仔褲……1分

下次去購物時，別再穿寬鬆的休閒褲，改穿緊身牛仔褲吧！那會提醒你，你仍想穿進那條褲子，避免你因為一時誘惑而買下不需要的東西。

減重食物

選低脂……2分

我在第一章提過，你應該小心零脂食物，因為裡面加了大量的添加物和垃圾成分，以彌補口感與味道的不足；相反的，你也不需要全脂食物裡頭的所有脂肪。我們的膳食中需要一定量的健康脂肪，不過脂肪的熱量還是很高的（脂肪是一克九卡，蛋白質和醣類是一克四卡），因此，低脂是你的最佳選擇，你可以得到營養，又不會攝取到過多的熱量。請選低脂牛奶、低脂希臘優格、低脂奶酪、精瘦一點的肉類。

減卡祕訣

以2大匙低脂的清爽美乃滋，取代2大匙的一般美乃滋。

減83卡

選全穀類食物……3分

任何穀類食物都要選全穀類的版本。麵包、麵食、麥片、烘焙食品，當然還有穀類製的配菜等等，都必須是全穀類。別被「雜糧」、「七穀類」、「十二穀類」或「有機麵粉」之類的標籤給騙了，這點很重要，因為百分之百全穀類指的是：**加工過程中，營養或纖維都沒消失。**

吃全穀類食物有很多的健康效益，例如降血壓、防止第二型糖尿病和心臟病等等，此外，纖維也可以穩定血糖、延長飽足感，讓我們少吃一點。你要確定包裝上寫的是「100%全穀類」，如果無法確定，就看成分表（根據食品法規定，含有五十一%以上的全穀始得標示為「全穀類」，但台灣多數產品均未達五十一%的標準，「100%全穀類」並不多見）。

常見的全穀類清單

- 莧籽
- 大麥

- 蕎麥
- 玉米，包括全玉米粉和爆米花
- 小米
- 燕麥和燕麥片
- 藜麥
- 米，包括糙米和有色米（例如紅色、紫色、黑色）
- 黑麥
- 畫眉草
- 黑小麥
- 小麥，品種很多，例如斯卑爾脫小麥（spelt）、卡姆小麥（Kamut）、杜蘭小麥（durum）、布格小麥（bulgur）、去麩小麥粒（wheat berries）
- 野米

*至於每一種穀類的相關資訊及吃法，可以連上全穀類協會（Whole Grain Council）的網址查詢：www.wholegrainscouncil.org/whole-grains-101/whole-grains-a-to-z

閱讀包裝的標籤時，上面列出的所有穀物和麵粉前面，都應該加上「全」字（whole）。假設你看到包裝上寫的是「全麥」，根據全穀類委員會（Whole Grain Commission）的定義，那是指全穀類；然而，除非包裝上寫的是「100%全穀類」（100% whole-grain），否則它便有可

瘦身迷思

想瘦身，就要選無麩質食品？

簡明真相：除非你真的對麩質過敏，或是有乳糜瀉之類的自體免疫疾病（根據乳糜瀉基金會的資料顯示，每133位美國人之中，就有一位有這種症狀），否則選用無麩質食品對你而言並沒有什麼差異。

事實上，無麩質食品比起有麩質的同類食物，通常熱量較多，纖維較少，而且無麩質食品通常比較貴。全穀類仍是你最佳的選擇！

能是100%全麥精製麵粉製成。顯然「100%全穀類」是最好的選擇，「100%全麥麵粉」（whole-wheat floure）則是次之。

以下是我買麵食、麵包、麥片時，最喜歡的一些100%全穀類和全麥選擇：

挑選以下的麵食

- Eden有機（Eden Organic）的100%全麥麵、全穀類卡姆小麥和藜麥混合捲麵、100%全穀類黑麥螺旋麵
- Heartland的100%全麥麵
- Hodgson Mill的無麩質糙米麵、100%全麥麵

挑選以下的麥片

- 佳樂氏（Kellogg）迷你麥片
- Nature's Path的香草脆片、亞麻加南瓜子與葡萄乾脆片、纖維燕麥片、傳統麥片或亞麻加麥片

挑選以下的麵包

- EarthGrains的100%天然七穀麵包、100%天然去麩小麥粒蜂蜜麵包、100%天然全麥100%石磨麵包
- Ezekiel的任何麵包
- Nature's Own的二十四克有機全穀類100%全麥麵包、100%全穀類麵包
- Pepperidge Farm的100%天然十五穀麵包、100%天然全穀類德國黑小麥麵包、100%全穀類全麥麵包、全穀類燕麥麵包
- Sara Lee的豐美100%全麥蜂蜜麵包、100%全穀類麵包、鬆軟100%全麥麵包、鬆軟全穀類白麵包

挑選以下的穀類做成配菜

- 莧籽
- 大麥
- 布格小麥
- 糙米
- 長粒米
- 藜麥
- 野米

挑選以下的品牌

- Arrowhead Mills
- Bob's Red Mill
- Ezekiel
- Grain Place Foods
- Nature's Path

選購食物時，不必侷限於上列選項，我只是想給你一點方向。你只要依循前面提過的準則就行了。

多吃魚……1分

挑選海鮮可能令人無所適從——尤其是當我們不太清楚它對健康和腰圍的影響時。以下是一些簡單的判斷原則：

減卡祕訣

你愛吃壽司嗎？別選彩虹捲（以多種魚肉做成），選加州捲（由海鮮、鮮蔬和酪梨製成）。

減128卡

- 以「野生捕撈」為優先考量，很多養殖魚類是基因改造的，有餵食抗生素，水中也施放了殺蟲劑，那些垃圾物質都會破壞新陳代謝。

• 為了你的健康，應該要避免食用旗魚和鯊魚之類的大型掠食性魚類，牠們的體內囤積的汞和毒素比其他的海洋生物來得多。

以下是我的簡單挑選清單，那些都是不錯的選擇，不過打星號的魚類最適合減重者攝取，因為牠們的肉質最精實，熱量最低：

鮑魚	太平洋鱈魚*
阿拉斯加野生鮭魚（新鮮、冷凍或罐裝）	大比目魚*
鯷魚	太平洋狹鱈
大西洋紅點鮭*	太平洋石斑魚
大西洋鯡魚	虹鱒
花斑	裸蓋魚
蛤	沙丁魚*
石斑魚*	笛鯛*
黑線鱈*	鰈魚*
大魟*	帝王蟹，科納蟹，黃金蟹
鬼頭刀*	馬頭魚*
牡蠣／貽貝	鮪魚*（白肉鮪，從美國或加拿大線釣，罐裝，水漬）

別偷懶⋯⋯1分

買蔬果時，別買切好的，切好的農產品已經接觸空氣而氧化，養分流失了。你看過咬一口的蘋果放了一小時後的樣子嗎？變褐色了，對吧？那就是氧化。別偷懶，吃完整的食物或自己切很難嗎？已經切好的水果也比較貴，而且提升代謝的養分較少。

以貌取物……1分

當你需要剝除層層包裝和塑膠才能吃到食物時，那個食物很可能對你有害。此外，塑膠包裝裡有大量干擾內分泌的全氟化合物（PFC）。法律規定企業在二〇一五年以後才必須全面停用有害的全氟化合物，但你現在就可以拒用了。你可以用下一個祕訣做為替代方案。

累死收銀員……1分

購買沒有條碼的食物。你想想，健康、新鮮、加工最少的東西都沒有額外的包裝或條碼，蔬果、穀類、豆類、散裝種子、肉類都是天然的，沒有條碼。所以，就讓收銀員去查健康食物的價錢查到累翻天吧！

罐頭滾蛋……1分

許多食品罐頭裡面用的是有毒的塗料，名叫雙酚A（BPA），許多研究已經證實，這種危險的化學物質會影響人體健康。研究也指出，雙酚A和兒童肥胖直接相關，別以為你已經成年就不受影響！那也會讓成人肥胖，原因如下：雙酚A有類似女性荷爾蒙「雌激素」的效果，當它在人體內作亂時，便可能擾亂內分泌系統，促使脂肪細胞成長。所以，請找**玻璃瓶裝**的食物，而不是金屬罐裝的；選購新鮮或冷凍蔬菜、買散裝豆子。如果你必須買罐裝食物，一定要確定罐上標示「無BPA」才買。

選對部位……2分

我在第一章提過，你攝取的食物品質是追求一生窈窕的關鍵。不過，說到肉類，不僅品質重要，肉類的部位也很重要，有些東西雖然健康，熱量不見得就低。以下是適合追求窈窕的肉食者食用的精實部位：

- **豬肉：**腰脊、腰肉、里肌肉
- **家禽：**胸肉
- **牛肉：**腰脊和後腿肉，例如精選里肌肉（不是頂級沙朗）。從沙朗切出的部位包括三尖烤、三角肉排、上後腰脊肉排（上後腰脊很瘦，每份一百二十克的肉，脂肪含量只有五克）
- **羊肉：**腿肉、羊排、烤羊肉

別被食品商騙了

本書提供的建議大多很直截了當，不過以下資訊可能令人困惑：不是所有的加工食品都對你有害。「加工」一詞的定義廣泛，基本上是指「處理以方便攝取」，冷凍蔬菜或百分之百全穀類麥片也是加工食物，但我永遠不會告訴你不要吃。

區別健康減重和致病發胖的方法，就是學會看標籤，這就是接下來我要教你的：如何解讀標籤及躲開食品行銷的詭計，讓你永遠不會上當或混淆。

食品標籤入門

注意分量……3分

很多食物標籤是以將總分量拆分的方式來隱藏商品真實的熱量。

例如，如果你買一般大小的瓶裝思樂寶果汁（我希望你永遠別買），你不太可能是買來和別人一起分，一般人以為一瓶就是一份，標籤寫一份的熱量是一百二十卡，聽起來好像不多。但仔細看那標籤，你會發現一瓶是二・五份，所以喝下一瓶，就等於攝取了三百卡，你剛剛喝下了一整餐的熱量配額，甚至還沒吃三明治！這個故事告訴我們：讀食物標籤的時候，一定要**先看份數，再看每份的熱量**。食用分量（serving size）就是你為了攝取標籤上顯示的營養而必須吃下的食物量。

成分愈少項愈好……3分

盡量買標籤成分數量少的食物，如果你納悶多少項成分算太多，**不超過五項**是不錯的準則。

檢查前三項成分……3分

食物成分是按照分量的多寡排列的，所以前三種成分幾乎包辦了你吃下的整個東西。你可能看到一種食物裡含有石榴或其他蔬果，就以為它很健康，但是前三項成分可能包括高果糖玉米糖漿、強化麵粉和玉米粉，別被騙了。如果前三項成分中有垃圾成分，那它就是垃圾食物了，趕快放回貨架上，改挑其他更健康的選擇。

> **瘦身迷思**
>
> **食品上標示的成分是為了知會消費者？**
>
> **簡明真相**：廠商其實是以標示的成分來**欺騙消費者**，讓大家誤以為那些食品比實際上還健康或者品質更好。請仔細看我解讀標籤的祕訣，以免上當了。

歸類……3分

你跟小孩玩過拼圖嗎？有些小孩會把同樣的動物或同形狀的拼塊放在一起，看標籤上的成分時也請這麼做——把相同的東西歸在一起，即使名稱不一樣。常見的標籤欺騙伎倆是把糖列為不同的成分，讓糖不出現在前三項成分中。例如，高糖分食物可能列出蔗糖、高果糖玉米糖漿、玉米糖漿、紅糖、葡萄糖，以及其他糖分，讓糖不被列在成分表最前面。所以，如果你看到標籤列出了兩種不同的糖，就根據原則把它放回貨架，不只是因為它會讓你發胖而已。

唸出來……3分

有你不會發音的字，就別買。如果成分不是常見的食材或香料，可能就是基因改造或人工製造的化學假成分。那也可能是致胖物質，你並不想吃下去，你的身體也不需要，放回去吧！別買了。

破解標籤詐騙……3分

行銷人士的腦筋都動得很快，你甚至會懷疑他們有些做法是合法的嗎？

以下的祕訣教你如何讀出字裡行間的言外之意，並察覺胡扯的內容。

- **「無麩質」**。不含麩質不見得熱量就低或對你有益。麩質是小麥或小麥加工食品中的蛋白質，除非你有乳糜瀉或驗出對麩質過敏，否則不需要擔心麩質。事實上，就像九十頁說的，無麩質的食物往往熱量較高，纖維較少，也比較貴，別誤信誇大的宣傳。
- **「全天然」**。這種宣稱根本毫無意義。沒錯，那的確會讓人聯想到新鮮、加工少的食物，很多人甚至會把「全天然」和「有機」搞混，但它們其實是兩碼事，「天然」沒有規定，「有機」則有規定；就算成分不是全天然，食品廠商還是可以標示「全天然」。在購買之前一定要仔細閱讀產品成分。
- **「強化」**。很多加工食品添加了纖維、Omega-3脂肪酸、鈣等等「強化」物，讓你覺得那很健康，問題是，他們使用的營養素品質往往很糟。以菊糖為例，那是取自菊苣根的廉價纖維，廠商可能宣稱，由於這產品添加菊糖強化了，因此可以幫你達到每日纖維需求，但是研究顯示，**菊糖不會降低膽固醇**，也無法像百分之百全穀類纖維那樣提供飽足感。同樣的，用來強化食物的Omega-3脂肪酸往往是ALA，遠不及來自魚類的DHA和EPA。強化食物通常是垃圾食物，只添加廉價版的維生素及礦物質，誤導你相信它們比較健康，別上當了。

- **「水果口味」。水果口味裡並沒有水果。**標籤上可能寫食物含有「天然風味」，那只表示製造過程中有某個點來自植物或動物，如今的食品科學家使用菌類創造口味，然後稱之為「天然草莓口味」（裡面沒有草莓）。你可能想問，廠商為什麼不用真正的草莓，而要用那種東西？因為那比較便宜。
- **「有益心臟健康」**。這種宣稱常出現在含玉米油的食物上。但是，當你仔細看包裝時，會看到細小的字體道盡了真相：「FDA認為鮮少科學證據支持這項宣稱。」其實玉米油的Omega-6含量很高，《英國營養雜誌》裡的研究發現，那是一種和肥胖及高膽固醇有關的脂肪。

聽起來好到不可思議的東西就是鬼扯……3分

以下是食品廠商誤導你的驚人伎倆：他們直接捨去尾數。食物裡明明充滿了反式脂肪或熱量，他們還是可以說食物裡含「零克反式脂肪」或「零卡路里」，以下是我最愛舉的例子：以前我還不懂事，愛吃大量「零脂」的減肥食品時，我愛上標榜「我真不敢相信這不是奶油」的人造抹醬，我在**任何東西**上都塗上這種抹醬。爆米花也抹、雞蛋也抹，吐司上更是抹上厚厚的一層，反正你想得到的東西，我都抹了，它變成我幫難吃的減重食品增添風味的方式。畢竟，它嚐起來那麼像奶油，而且又零熱量、零克反式脂肪，不是嗎？**大錯特錯！**

後來我看了標籤，最上面的成分是氫化大豆油。我不是天才，但不需要是天才也知道油不是毫無熱量的。那時我已經對食物有些許的了解，知道**氫化**跟**反式脂肪**同義。怎麼會這樣？我既困惑又生氣，打電話給食品廠商，才發現真相。因為抹一次算一個食用分量，一次是〇・九卡，他們可以合法捨去小數點後的尾數不列。所以他們說那是零卡及零克反式脂肪——即使那一小罐約有一千兩百卡，而且那熱量幾乎都是來自反式脂肪！

總之，如果食物標榜的特色好到不可思議，你應該深入探索，了解真相。如果你沒時間，但感到懷疑，就別買了，改買顯然比較健康的選擇。

注意鹽分……3分

雖然鈉是零卡的礦物質，卻可能對你的體重不利。有些研究顯示，鈉甚至可能影響你體內的皮質醇濃度（皮質醇濃度高和腹部脂肪的增加有關），此外，高鈉食物通常是高度加工的食物，熱量也很高。過量的鈉對血壓有害，讓你浮腫；只要一點點鈉，就可以產生很大的影響，所以你要確定每份食物裡鈉的毫克數比卡路里少。

一般的經驗法則是，五十歲以下的每日鈉攝取量不可超過兩千毫克，五十一歲以上的每日鈉攝取量則不超過一千五百毫克。

注意糖分……3分

攝取大量糖分不利健康，不僅是因為高糖分的加工食品通常高熱量，也因為高糖分會讓胰島素濃度飆升。胰島素飆升會破壞血糖穩定，導致飢餓，並且促使脂肪囤積。為了避免這個問題，吃任何包裝食物時，每份攝取的糖分應該在**五克以下**。

多吃纖維……3分

祖母是不是告訴過你，膳食中有足夠的纖維很重要？我的祖母非常在意我們這些孩子每天是否補充了足夠的纖維。祖母們都很睿智，而你也知道我希望你買百分之百全穀類的穀物產品，但是，如果你基於某種原因而買不到全穀類產品，一定要確定你選購的東西裡，每一百卡路里至少有兩克纖維。切記，纖維很重要，因為它有助於穩定血糖，也能提供飽足感，避免你吃太多。

烹飪原則

從賣場買了健康食物回家後，你該怎麼處理？光是食物有益健康還不夠，烹調不當也可能讓食物變得不健康。以下是烹飪的注意事項。

窈窕烹飪法

打破規則……3分

很多食譜不是把減重與健康列為主要目的，所以別老是照著食譜上的作法烹調食物，你可以照著自己的需求加以修改。不過，那不表示你就得犧牲口味，多數食譜使用的大量鹽、糖、脂肪都是沒必要的，我可以保證，減量以後，食物依舊會很美味。你可以嘗試以下的方法，讓餐點在風味不變下，變得更健康：

- 脂肪減三分之一
- 糖減半
- 鹽減半，以後每次做那道菜時都持續微量調減，直到你覺得不影響風味的最低程度。

更換食材……3分

與其減少不健康成分的用量，不如用熱量更低的健康成分來取代：

- 鹹味或辣味小菜方面，不使用奶油或油類，改用低脂低鈉的雞湯。
- 烘焙食品方面，不用奶油，改用以下食材：
  - 無糖蘋果醬
  - 香蕉泥
  - 黑棗乾（又稱加州梅）
  - 橄欖油或椰子油（它的熱量沒比較低，但是能提供玉米油欠缺的健康效益）
- 烘焙食物時，不用糖霜，改用蛋白霜或低脂優格
- 不用鮮奶油，改用椰奶（盡可能選購紙盒裝的椰奶，而非罐裝的）
- 不用果醬或糖漿，改用水果泥
- 不用全脂酸奶油或美乃滋，改用低脂優格
- 不加糖，改用：
  - 無糖蘋果醬
  - 龍舌蘭蜜
  - 有機楓糖漿（熱量沒比較低，但至少有益健康）
  - 原蜜（沒過濾或僅濾去雜質；沒加熱或僅低溫處理的蜂蜜。雖然熱量也沒比較低，但至少有益健康）
  - 甜菊
  - 木糖醇（雖然它和蔗糖一樣甜，但熱量少四十％，醣類少七十五％，又不會讓血糖飆升）

瘦身迷思 **你應該只吃蛋白，不吃蛋黃？**

簡明真相：多年來，蛋黃老是被汙名化，據說對膽固醇的指數不好。現在我們知道並不是那麼一回事，除非你是以奶油炒蛋或是搭配培根食用，否則蛋不會影響你的膽固醇平衡。事實上，康乃迪克大學的一項研究發現，蛋黃裡的脂肪可以降低壞的膽固醇（LDL）。如果這樣還不足以說服你，蛋裡的多數維生素和礦物質以及一半的蛋白質都在蛋黃裡。

- 赤藻糖醇（這種糖醇幾乎沒熱量，也不影響血糖，主要用於烘烤）
- 以下面的物質取代白麵粉：
  - 斯卑爾脫小麥麵粉
  - 全麥麵粉
  - 杏仁粉

加香料……2分

以綜合的乾香料來調味肉類，是降低熱量的好方法，因為它們可以幫你避免容易發胖的調味醬及醬汁。你可以買到很多不錯的現成香料。如果你想多花點心思，以下是一些不錯的選擇，你可以自行製作：

減卡祕訣

以240克烤雞胸肉取代240克雞柳。

減272卡

燻肉香料（排骨、雞肉或魚肉）

1大匙洋蔥粉

1大匙紅糖

1大匙乾的百里香粉

1½茶匙眾香子粉

½茶匙鹽

1茶匙現磨的黑胡椒

½茶匙肉荳蔻粉

½茶匙肉桂粉

½茶匙丁香粉

¼茶匙辣椒粉

南方香料（豬肉）

2大匙紅椒粉（paprika）
1茶匙黑胡椒粗粒
1茶匙白胡椒
½茶匙洋蔥粉
½茶匙蒜香鹽
1茶匙辣椒粉
1大匙黑糖
1茶匙黃芥末粉

柑橘香（雞肉或火雞）

¼杯新鮮的迷迭香葉
6～8瓣大蒜，切碎
1顆橘子的皮
1顆檸檬的皮
2大匙新鮮的百里香
2大匙柳橙汁
1小撮鹽

辣椒味（牛肉及雞肉）

2條乾的墨西哥煙燻辣椒（如果要更辣一點，可用3條）
3大匙黑胡椒粉
2大匙乾皮薩草（別名奧勒岡）
1大匙乾香菜葉

1片月桂葉
1茶匙孜然
1茶匙洋蔥粉
1茶匙陳皮粉

嚼薄荷口香糖……1分

你烹煮食物時，是否經常這邊嚐一點，那邊舔一下？（小時候，母親在烘焙糕點時，我都會去舔攪拌器。現在成年了，我還是會想那樣做，只不過會被我的孩子制止）。那樣東嚐西舔下來，可能累積很多的熱量。避免攝取過多熱量的簡單方法是嚼口香糖，最好是嚼薄荷口味的。你想想，當你正在嚼薄荷口香糖時，可能不會想從你正在做的番茄沙拉中吃一小口山羊乳酪。

有一點要特別留意，多數的口香糖裡有很多人工甜味劑和色素等化學物質和垃圾物質，盡可能找不含人工甜味劑和色素的口香糖。

嘗試多種食譜……1分

我希望你每個月嘗試一種新食譜，那可以幫你增加健康選項，以免你吃膩了。健康食譜很容易找到，是健康、低卡、美味食物的絕佳選項。

迅速起鍋……2分

我不希望你煎炸食物，不過，還是有一種做弊的方法可以幫你避免熱量超標。說到煎炸的食物，影響你體重的不是你用來烹煮食物的油量，而是食物的煎炸**時間**；煎炸物吸收的油量和熱量，是根據煎炸的時間而定，而不是使用的油量。如果為了特殊的節日或活動，非得煎炸食物不可，你可以這麼做：

使用冒煙點高的油，例如酪梨油、紅花油、葵花油。在鍋裡放入足夠沉浸食物的油。把油加熱到沸點——約攝氏兩百度，把食物放入油裡煎炸三十到六十秒就起鍋，瀝除多餘的油。

有一點需要特別注意，如果是雞肉或火雞肉，你得先把肉煮熟再下鍋快煎，這樣才能煮透並盡量縮短煎炸的時間。你可以這麼做：

把所有的雞塊擺在微波用的盤子上，兩面都調味。把盤子放進微波爐，以高功率煮一分半鐘。拿出盤子，把雞塊翻面，再以高功率微波約一分半至兩分鐘，直到雞塊熟透（時間長短視你用的微波爐而定）。讓雞塊冷卻至室溫，接著裹上蛋清和麵粉之類的外層，最後下鍋快速煎炸，每面約煎炸三十秒。

盡量少油……2分

烹煮食物的方式對體型有很大的影響，你的目標是盡量減少油或奶油的用量，以避免攝取沒必要的熱量。我前面提過，要避免煎炸食物，最健康的烹煮方式是烘烤、燒烤、蒸煮。如果是爆炒的話，技巧是關鍵，加一點油有益健康（可嘗試橄欖油、葡萄籽油、亞麻油或椰子油），但是加很多就不健康了。

如果你負擔得起，可以用鈦製鍋具，鈦無毒——不像鐵氟龍，而且是不沾鍋，所以鍋面不需要塗上太多的油或奶油。鈦製鍋具有點貴，但是如果你有較多的預算，那是很值得添購的鍋具。

冷卻去油……2分

你可能看過母親或祖母這麼做，或者你自己也這麼做過。讓燉肉和肉汁冷卻，刮除頂層凝結的油脂，這樣做可以避免你的動脈裡有太多的飽和脂肪，每份食物也可以減下多達一百卡的熱量。

保持Q彈……2分

煮義大利麵時，煮到彈牙有嚼勁即可，如此一來，消化的速度較慢，可以減緩身體把胰島素釋入血液裡的速度，有助於穩定血糖，抑制脂肪儲存。

添購竅寇工具

建立工具箱……2分

要在家裡準備有助竅寇的工具——我是指可以幫你計算及削減熱量的東西。

- **廚房裡擺個秤以便使用**。我知道，秤食物的用量聽起來很繁瑣，會讓飲食變得惱人，而不是樂事，但是計算熱量必須精準，畢竟你的目的是減重。幸好，這裡有個好消息：秤食物就像寫飲食日誌一樣，你可能只需要做個幾週就行了，因為你終究會學到憑眼力就能精準判斷的功夫。這種技巧一旦學會，外食的時候便相當有用。
  用秤量比用手量精準（用手量是指你的拳頭相當於一杯、拇指相當於三十公克等等），用手量比較不可靠，你想想，每個人的拳頭、拇指或手掌大小各異，它可以提供你概略的大小，但就只是概略而已，使用手量法的人大多是吃下概略的分量。只要你確實量過、看過一百五十公克的真正大小，以後即使身邊沒秤，也能判斷得更精準。
- **買一套量杯**。別以為你直接從盒子倒出麥片就能精確衡量分量。就像你在廚房用秤衡量食材一樣，你也要衡量膳食的分量，以便掌控你吃下多少。
- **買個噴油罐**。如果你無法購買我前面提過的鈦製鍋具，噴油罐可以幫你以最少的熱量為鍋面上油。
- **買個蒸鍋**。蒸煮是絕佳的輕食烹飪法，你擔心口味不夠嗎？別擔心，有很多香草和香料可以為食物增添風味，滿足味蕾。這也帶出了下一個建議。

- **準備香草。**小男孩會很樂於幫你在食物上灑些新鮮香草來調味，你可以用乾燥的香草，不過新鮮的香草有較多的植物營養素，鹽分也較少。
- **買玻璃儲存容器。**這樣一來，你才不會用塑膠容器儲存或加熱食物。塑膠裡的化學物質會滲入食物中，破壞你的荷爾蒙平衡和新陳代謝。雖然有些塑料比其他的塑料安全，但你何必冒險呢？最好只用玻璃容器盛裝食物（只要塑膠蓋子不接觸到食物，用塑膠蓋子也可以）。
- **買個瑪芬烤盤。**這不是要讓你烤瑪芬的，瑪芬烤盤很適合用來做小份易胖的食物，例如鹹派。那也很適合用來分小菜，我們家常用瑪芬烤盤存放健康蔬果泥。你可以多準備幾份可隨時取用的餐點或零食，冷凍起來。

常備必需品，以便取用……3分

櫥櫃與冰箱裡隨時準備好健康的必需品，心血來潮就可以拿來自製一點健康的東西，或是隨時拿來享用，以下是一些不錯的常備選擇。

櫥櫃裡必備

- 零食包裝的杏仁果乾
- 燕麥片
- 藜麥（高蛋白，烹煮快）
- 百分之百全穀類麵包
- 全穀類餅乾
- 全穀類麵食

- 義大利黑醋（巴薩米可醋）
- 有機芥末醬
- 特級初榨橄欖油或椰子油
- 莎莎醬
- 低鈉清湯
- 低鈉線釣鮪魚或水漬鮭魚（罐裝或袋裝）
- 烤玉米片
- Popchips健康薯片，一百卡的零食包（我個人的最愛，美系大賣場有售）
- 杏仁醬
- 罐裝豆類：黑豆、鷹嘴豆、紅豆
- 糙米
- 低鈉番茄（罐裝）
- 香草和香料（例如無鹽的檸檬胡椒粉、義大利調味料、黃芥末粉、辣椒粉、肉桂）

冷藏在冰箱裡備用

- 小份的有機低脂希臘優格
- 當季水果
- 鷹嘴豆泥
- 胡蘿蔔條
- 火雞肉製的火腿片
- 有機生菜
- 莓果（冷凍或當季的新鮮貨）
- 水煮蛋（煮十幾顆蛋，煮完不剝殼可冷藏一週。可以做雞蛋沙拉，或為沙拉或其他的菜增添蛋白質，也可以直接抓一顆剝來吃，是迅速補充蛋白質的補給品）

燃燒熱量

燃脂祕訣

我知道，你很忙，日程表裡擠滿了工作和家務，上健身房總是第一個遭到剔除的項目，我自己也會這樣。你已經忙瘋了，短時間看來，那份長得要命的代辦清單上，運動是最不需要馬上完成的。畢竟，你更需要賺錢養家，對吧？沒錯，但是那不表示你就可以停止關心自己，你必須騰出時間關心自己和身體健康。

我的因應對策是想辦法在家裡健身，那樣可以省去開車往返健身房的時間（大概三十到六十分鐘），而且在家裡也不需要簽到、寄放衣物、等候課程開始，或是等候使用健身器材。

有時我們因為需要看顧孩子或處理家務而無法離家，但是在家運動其實很簡單。你可以嘗試以下的行動計畫，它的目的是幫你消除阻礙你運動的一切理由或藉口。

播放DVD……3分

把DVD放入播放器裡，健身DVD是讓你在家跟著健身專家運動的絕佳方式，而且經濟實惠。多數健身DVD只需要搭配一點器材，需要的活動空間很小。花五十美元左右（找教練個別指導一小時的價格）可以買到十片二手的DVD，多元選擇可以避免你無聊，幫你獲得每日運動量。

居家多活動

非運動熱量消耗（Non-Exercise Activity Thermogenesis，簡稱NEAT）須知

梅約診所的知名研究員詹姆斯・萊文醫生（James Levine）率先提出日常活動及非正式運動可以燃燒熱量的概念。他的研究顯示，生活中添加更多的NEAT可以幫你消耗額外的熱量。請參閱我在229頁列出的祕訣。萊文醫生的研究建議，多活動是很棒的減重方法！

- 下次拖地或吸地板時，搭配音樂舞動身子，讓心跳速度加快。
- 以手動割草機替代電動割草機。
- 不用電動吸葉機，而是手動耙落葉。
- 手動擦窗戶。
- 自己洗車，而不是開去洗車廠清洗。
- 多做園藝：拔雜草、修剪樹木、栽種當季花朵與蔬菜。
- 和狗玩拋接遊戲。
- 練習平衡：準備食物、烹煮食物、折衣服，甚至刷牙時，都可以練習單腳站立一分鐘，然後換腳，如此繼續交替。

抓一張椅子……1分

不是要你坐下，我們拿它來健身吧！這是我最喜歡的健身工具之一，唾手可得，但我們往往沒發現。以下是一些你家裡或住家附近可能有的健身工具：

- **樓梯**。多數住家和公寓都有樓梯，我進出家門時經常走樓梯，光是爬上爬下，即使只有二十分鐘，便幾乎和去健身房使用昂貴的踩步機差不多。
- **桌子或椅子**。你可以用穩固的茶几或廚房的小椅子做階梯運動，也可以用它們做板凳撐體下壓的動作，練三頭肌。

你也可以把腳後跟放在上面，躺下來，練骨盆推力。必要時，你甚至可以拿椅子練舉重，把它舉高，做肩上推舉、胸前平舉、或二頭肌彎舉等動作。

- **紙盤或毛巾**。這些東西很適合在木板或水泥地板上做側滑運動，那會產生滑面效果，你可以練腹部、腿部和胸部。YouTube上有一些很棒的運動示範，只要搜尋「towel workout」（毛巾運動）就行了。不過，由於表面滑溜，運動時要小心。

準備好了，你自然會用……1分

打造居家健身房雖然聽起來似乎是很大的工程，費時又昂貴，其實不然。如果你覺得家裡沒空間，你會很訝異你需要的空間有多小。如果你無法騰出一個房間當健身室，只要騰出二・五公尺見方的空間（必要時可以把茶几移開），再買一些簡單、基本的運動器材就行了。

你需要的東西如下：

你自己的身體

說到運動，身體就是你最寶貴的工具，尤其在家運動時更是如此。光是徒手就可以做很多運動，首先：

- **臀部和大腿**。做深蹲、箭步蹲、側步蹲、硬舉、抬腿、階梯動作。
- **胸部、肩膀、三頭肌**。伏地挺身、下犬式、倒V字伏地挺身、三頭肌下壓。
- **後背**。做超人式，拉舉（把掃帚放在兩張椅子的座位上，躺在掃帚下，伸手抓住掃帚，拉起身子）。

- **腹部**。仰臥起坐、捲腹、反向捲腹、仰躺腳踏、棒式、舉腿、凹谷式（躺臥，手放兩邊，手掌朝上，兩腳一起伸直，頭、肩膀、雙腳都離地幾吋，維持這個姿勢三十秒，讓肚子凹進去）。
- **心肺運動**。踢臀跑、高抬膝、爬山式、原地慢跑、開合跳、左右滑動。

一對可調式啞鈴

買一對可調整重量的啞鈴（九十到二百四十公克）。你可以上網拍買二手的，約十美元，可以為上述的許多運動增加阻力訓練，也為你增添許多運動的可能。你可以舉啞鈴練背肌，做擴胸動作練胸肌，高舉、平舉或側舉練肩膀、三頭肌伸展和後舉，二頭肌捲舉練手臂，高舉斜劈練核心部位。雖然你也可以用水瓶或燭台取代啞鈴，但那是逼不得已的最後方案（例如出差旅遊，住在沒有健身房的旅館裡時），因為那些東西不是為健身設計的，重量沒平均分布，舉起來很怪，也可能會滑落。

拉力管

如果你有啞鈴，不見得需要拉力管，但是這些彈力器材很便宜，何不買來增加你的運動選項呢？拉力管也可以換成帶子，只不過一種有握把（拉力管），另一種是扁平的沒握把（拉力帶），它們都很輕，方便攜帶。一般的拉力管有類似健身房纜繩機的功能，你可以把管子套在沙發的腳上，做「坐式划船」的動作，也可以把它綁在柱子上，做「纜線前拉推胸」或「擴胸」的動作。你可以買Xergym門把附件（可上亞馬遜網站http://www.amazon.com/購買），把它裝在門的鉸鏈和門擋之間，高於肩膀的高度，以便做「滑輪下拉」的動作。站在管子上，做二頭肌捲舉、向上抬舉，或三頭肌伸展，你可以變化出各種可能。

瑜伽墊

我不建議你買二手的墊子。在瑜伽墊上運動很重要，尤其是地板很硬的時候，如果你真的買不起這項器材，做地板動作時可以墊兩條浴巾。

跳繩

很顯然的，跳繩是最容易消耗熱量的心肺運動，所需的器材還很便宜——又不占空間。

大概就是以上這些東西了。如果你有更多預算，我建議你購買兩種比較貴的器材：心肺運動器材和健身椅。健身椅很適合做啞鈴推舉、階梯動作、啞鈴划船動作，提供你穩固的平台，不需要克難的使用茶几或椅子。如果你沒心情跳來跳去或是數拍子運動，傾斜的跑步機能迅速幫你燃燒熱量，你可以一邊看喜歡的節目一邊運動，或是趁外頭下雨時，在家慢跑一番，它可以增加運動的變化和方便性。我會避免買靠背式單車和橢圓機，因為它們燃燒的熱量不如跑步機。

瘦身迷思　舉重會讓你變成筋肉人？

簡明真相：重量訓練有很好的燃脂效果，是絕佳的肌肉訓練。尤其舉重物可以直接提升你的靜止代謝率，在運動完後的3天內，每天還可增加約105卡的熱量消耗，這種事後燒的效益就是女性應該定期做肌力訓練的一大原因。

女性的肌肉纖維比男性少，鍛鍊肌肉的荷爾蒙（例如睪固酮）也少很多，女生必須做奧運蹲舉，同時大量攝取超高的熱量，才有可能靠重量訓練鍛鍊成肌肉發達的筋肉人。

清潔產品

從食物中移除化學物質和毒素，對減重及維持窈窕很重要。但你知道為什麼居家用品也需要注意這些嗎？因為你塗抹在身上的東西大多會透過皮膚吸收**進入**體內。清潔、美容、衛生用品上的化學物質與毒素，也可能破壞你的內分泌系統，讓你生病和肥胖，很討厭，對吧？下面我會教你以經濟實惠的方式綠化你的生活習慣，解決這個問題，不但能讓你因此瘦下來、有益環保，還可以幫你省錢。

綠化家園

說到洗碗精和清潔劑之類的居家清潔用品，你不需要刺激性太強的產品，就能達到清潔目的。我請我最喜歡的環保專家及綠帽企業的老闆（Green Beanie，www.greenbeanie.net）卡洛琳・浩威爾（Caroline Howell）推薦最好的環保清潔用品，這些產品可能不便宜，所以如果你的預算不夠，請繼續讀下去，她會教你如何花小錢自製清潔用品。

使用環保品牌……2分

Bona硬木地板清潔劑；EarthFirst衛生紙、餐巾紙、面紙；Ecover洗碗機清潔片、洗衣精；Method家具亮光劑；Mrs. Meyer's洗手液、表面磨砂粉；Seventh Generation天然洗碗精、100%紙巾、潔廁劑、100%再生紙衛生紙；Simple Green全能清潔劑、地毯清潔劑。

使用自製清潔劑……2分

- 白醋是熱門的家用清潔劑，因酸度高，可有效殺死多數的黴菌、細菌和病菌。以白醋清洗是避免使用刺激性化學物質的聰明方法。只要等量混合水和醋，裝進噴霧瓶，就可以用了。你**使用穩潔的地方都可以改用白醋水**，而且更環保，經濟又實惠。
- 小蘇打和醋一樣都是無毒、多用途又便宜的東西，只要以四分之一杯小蘇打混合九百五十毫升溫水就行了，使用噴霧瓶噴灑，之後再擦拭乾淨，是最簡單的清潔方法。它可以用來疏通排水管、清洗鍋碗瓢盆、清除冰箱的異味。你也可以使用硼砂或工業用蘇打，潔淨效果比小蘇打稍微強一點，兩者都可以讓衣物更光亮及清除汙漬。
- 檸檬汁有令人愉悅的香氣，可去油、拋光、溶解皂垢和硬水垢。檸檬是清潔和擦亮黃銅及銅器的絕佳物質，你可以混合檸檬汁和醋，或混合檸檬汁和小蘇打自製清潔糊，把檸檬切半，把小蘇打灑在檸檬切面上，用檸檬來摩擦盤子、物件表面和汙漬。注意，檸檬汁有類似漂白劑的效果，最好先在**不明顯處**測試後，再抹到其他地方。
- 橄欖油是金屬或木頭的天然打蠟劑及亮光劑，只要混合一杯橄欖油和半杯檸檬汁，就可以擦亮東西。
- 雙氧水是抗菌劑和消毒劑，適合用於居家清潔，但它產生效果的時間較長，噴灑後要先留置約一分鐘再抹乾淨。它可以用在任何東西上，廁所、發霉的淋浴間，到工作台面都可以。此外，它可以安全又自然地漂白衣物。
- 鹽是天然研磨劑，無毒、便宜又容易取得。你可以用岩鹽或海鹽做強力刷洗的工作，但是別用在不銹鋼上，因為那會留下刮痕。

自然美

說到衛生和美容，自然、乾淨是最好的。有些人花了數百美元購買美容產品，諷刺的是，那裡面充滿讓他們老化、破壞代謝功能、可能還會讓身體生病的化學物質。那些東西完全沒有必要，很多的天然產品不含有害的化學物質，也有很多家用的自製方法可以取代這些充滿毒素的產品，讓你的身體以最佳的狀態運作。

我的個人化妝師兼環保美容專家佩吉・派潔特（Paige Padgett，www.paigepadgett.com）幫大家整理了一份美容產品清單和天然成分，可以幫你保持火辣、苗條、健康（注意，我為這些祕訣設了高分，可見我多重視這個主題。長期而言，從產品中移除化學物質，對你的新陳代謝和整體健康都有很大的助益）。

窈窕購物訣竅

使用派潔特愛用的清潔、護膚、美容品牌……3分

- Amala—http://www.amalabeauty.com
- Beauty Without Cruelty—http://www.beautywithoutcruelty.com
- Burt's Bees—http://www.burtsbees.com
- California Baby—http://www.californiababy.com
- Derma e—http://www.dermae.com/
- Desert Essence—https://www.desertessence.com

- Dr. Hauschka—http://www.drhauschka.com
- Duchess Marden—http://www.duchessmarden.com
- Eccobella—http://www.eccobella.com
- Intelligent Nutrients—http://www.intelligentnutrients.com
- Jane Iredale—http://www.janeiredale.com
- Juice Beauty—http://www.Juicebeauty.com
- Kjaer Weis—http://kjaerweis.com
- Nude Skin Care—http://www.nudeskincare.com
- Pangea Organics—http://www.pangeaorganics.com
- Pratima—http://www.pratimaskincare.com
- Primitive Makeup—http://primitivemakeup.com
- Revolution Organics—http://www.revolutionorganics.com
- Suk-i—http://www.sukipure.com
- Tata Harper—http://www.tataharperskincare.com
- Terra Firma—http://terrafirmacosmetics.com
- Vapour Organics—http://www.vapourbeauty.com
- W3IIPeople—http://www.w3llpeople.com
- Weleda—http://www.weleda.com
- Zuii Organic—http://www.zuiiorganic.com
- Zuzu Luxe—http://www.natureofbeauty.com/collections/zuzu-luxe

首選產品

臉部產品……3分

- 100% Pure咖啡豆眼霜（Coffee Bean Eye Cream）
- Dr. Hauschka玫瑰日霜（Rose Day Cream）

- Nude Skin Care潔面油（Cleansing Facial Oil）
- Yes To Carrots唇膏（Lip Balm）

頭髮產品……3分

- Burt's Bees葡萄柚和甜菜洗髮精（Grapefruit and Sugar Beet Shampoo）
- Rene Furterer天然乾洗髮劑（Natural Dry Shampoo）
- Whole Foods 365洗髮精和潤髮乳
- Weleda 迷迭香護髮油（Rosemary Hair Oil）

身體產品……3分

- Burt's Bees蘆薈及金縷梅洗手液（Aloe & Witch Hazel Hand Sanitizer）
- Duchess Marden身體精華液（Body Serum）
- Farm Aesthetics有機防蟲液（Organic Bugscreen）
- Ren乳液
- Galen Labs檸檬尤加利及茶樹死海浴鹽（Lemon Eucalyptus & Tea Tree Dead Sea Bath Salt）
- Pratima玫瑰有機沐浴油以及沐浴鹽（Rose Organic Bath Oil and Salts）
- Revolution Organics全身香膏（All Over Body Balm）

瘦身迷思　適合的乳霜、正確的飲食、正確的療程，就可以消除橘皮組織？

簡明真相：很可惜，我們對橘皮組織完全沒輒。我幾乎試遍了所有方法，都沒有效，橘皮組織主要和你的結締組織有關，而非體脂率，所以連瘦子都可能有橘皮組織。很多人對於橘皮組織的出現提出理論依據，從基因到荷爾蒙都有，但目前我們仍無法改善它，所以別被昂貴的乳霜或痛苦的療程騙了。有沒有橘皮組織全看運氣，你要不是有，就是沒有，目前為止還沒找出確切的原因，也沒有可靠的解決方法。

使用環保化妝品……3分

- Dr. Hauschka打亮粉餅
- Jane Iredale唇膏
- Revolution Organics腮紅
- Well People Narcissist粉底條
- Zuii Organics眼影
- ZuZu Luxe睫毛膏

自己做……3分

- **橄欖油：**天然的臉部保濕聖品。
- **椰子油：**絕佳的身體乳液。
- **紅糖身體去角質霜：**混合半杯的紅糖顆粒、三大匙杏仁油、十滴香草精油。淋浴時擦在身上，再沖洗乾淨。用在腳底時要小心，它可能會滑。
- **酪梨面膜：**把酪梨壓成泥狀，再加入一大匙原蜜、一大匙有機優格。塗在臉上，停留十五分鐘，然後沖洗、擦乾。這面膜可有效保濕，去除死皮細胞，以及鎮靜肌膚。
- **乳木果護唇膏：**一茶匙磨碎的有機蜂蠟或蜂蠟顆粒，二・五茶匙的有機乳木果油，一茶匙有機甜杏仁油，兩滴維生素E油，兩滴有機茶樹油，八滴有機玫瑰精油。把所有的成分都放進小鍋裡以小火加熱，攪拌均勻。倒進小容器中放涼，那就是很好的禮物。
- **海鹽磨砂膏：**混合一杯死海的鹽、十五滴的薰衣草精油、四分之一杯乾燥的薰衣草。可存放在玻璃瓶中，要用時再舀出來。
- **黃瓜眼膜：**切兩片黃瓜，放在眼睛上。黃瓜可以滋養、保濕，並減少黑眼圈。

破壞你瘦身大計的藥物

檢查藥單……3分

約七十%的美國人超重，矛盾的是，很多治療肥胖相關疾病的藥物（例如糖尿病、高血壓、憂鬱症）本身就可能讓體重增加。以下的藥物已知會導致肥胖：Allegra、Deltasone（prednisone）、Depakote、depot medroxyprogesterone acetate（DMPA）、Diabinese、Endep、Elavil、Insulase、Paxil、Prozac、Remeron、Tenormin、Thorazine、Vanatrip、Zyprexa、Zyrtec。有一項氣人的研究更顯示，這些藥物對體重來說是多大的災難。如果你正在服用這些藥物或考慮服用，在你決定怎麼處理這些藥物以前，請先諮詢醫生。

- **過敏藥**。二○一○年耶魯大學在《肥胖》期刊上發表的研究顯示，經常服用抗組胺藥物的人（在藥房就買得到的常用品牌：Zyrtec和Allegra），比從未服用過的人還重。那研究也推論，服用這類藥物的人比沒服用者超重的機率高出五十五%。研究人員仍無法確定藥物和過敏間的關係，但其他研究已顯示，抗組織胺會讓食欲增加，也讓人不想動——昏昏沉沉又想吃東西時，誰還想運動？

  二○○六年一項研究調查長期服用皮質類固醇藥物的人（尤其是治療氣喘的高劑量藥物），結果顯示六○%到八○%的受訪者體重都增加了。這類口服藥也比吸入劑更容易令人發胖。

- **抗生素。**我已經建議過你，盡量購買沒施打抗生素和激素的乾淨肉類。既然牲畜是施打藥物增肥的，人吃下這些含藥物的肉難道不會肥嗎？研究人員也有同樣的疑慮，所以他們研究了抗生素和肥胖之間的關係。他們認為這些藥物可能會影響腸道裡的菌類及代謝養分的能力，因而導致體重增加及代謝徵候群。最近一項發表於《自然》期刊的研究顯示，美國肥胖率的增加和抗生素的使用相關。
- **抗憂鬱藥和情緒穩定劑。**Depakote是用來治療躁鬱症和癲癇，以及預防偏頭痛的藥物。二○○七年的研究追蹤服用Depakote的癲癇症患者，發現四十四％的女性和二十四％的男性在一年內增加五公斤以上。它有個副作用是食欲增加，因此導致體重增加。Lithium也有類似的增重效果，不過副作用比Depakote小。

  Zyprexa和Clozapine是抗精神病藥物，用來治療精神分裂症和躁鬱症。二○○五年的研究顯示，服用Zyprexa的人當中，有三十％的人在十八個月內體重增加了七％以上。這兩種藥物都會促進強大的抗組胺活性，抑制血清素，研究人員認為這可能是導致體重增加的原因。

  Elavil、Endep、Vanatrip（Amitriptyline）是TCA（三環抗鬱劑）。這些藥物會影響神經傳遞物質和抗組胺活性，從而影響活力和食欲調節（影響血清素、多巴胺、乙醯膽鹼），它們是導致體重增加的可能原因。
- **胰島素。**這很有趣，坦白講似乎有點矛盾：服用藥物來控制第二型糖尿病，卻因此發胖？一項研究發現，依賴胰島素的人在用藥的最初三年間，平均增加了五公斤，有一半增加的體重通常是發生在最初的三個月。
- **乙型阻斷劑。**Tenormin、Lopressor、Inderal（propranolol）

是用來控制血壓的藥物。這些藥物已知會減緩燃燒熱量的潛力，導致疲勞，讓人很難認真做運動，容易發胖。一項研究發現，服用Tenormin的人在用藥的最初幾個月，比服用安慰劑的對照組重了兩公斤以上。你的血壓可能因為服藥而穩定了，但體重卻可能增加了。

總之，你**一定要**向醫生詢問服用任何藥劑的副作用。如果體重增加是副作用，就問醫生有沒有其他沒有那些副作用的替代藥物。如果沒有，就詢問醫生能不能配合其他生活方式的改變，幫你逐步減少藥物的劑量。

減重的加總計分

3分

- ☐ 中間走道導致中廣身材
- ☐ 低頭購物
- ☐ 千萬別在飢餓時購物
- ☐ 選全穀類食物
- ☐ 注意分量
- ☐ 成分愈少項愈好
- ☐ 檢查前三項成分
- ☐ 歸類
- ☐ 唸出來
- ☐ 破解標籤詐騙
- ☐ 聽起來好到不可思議的東西就是鬼扯
- ☐ 注意鹽分
- ☐ 注意糖分
- ☐ 多吃纖維
- ☐ 打破規則
- ☐ 更換食材
- ☐ 常備必需品，以便取用
- ☐ 播放DVD
- ☐ 使用派潔特愛用的清潔、護膚、美容品牌
- ☐ 臉部產品
- ☐ 頭髮產品
- ☐ 身體產品
- ☐ 使用環保化妝品
- ☐ 自己做
- ☐ 檢查藥單

2分

- ☐ 效法聖誕老人
- ☐ 獨自購物，別帶小孩同行
- ☐ 選低脂
- ☐ 選對部位
- ☐ 加香料
- ☐ 迅速起鍋
- ☐ 盡量少油
- ☐ 冷卻去油
- ☐ 保持Q彈
- ☐ 建立工具箱
- ☐ 使用環保品牌
- ☐ 使用自製清潔劑

1分

- ☐ 推車購物
- ☐ 穿緊身牛仔褲
- ☐ 多吃魚
- ☐ 別偷懶

☐ 以貌取物

☐ 累死收銀員

☐ 罐頭滾蛋

☐ 嚼薄荷口香糖

☐ 嘗試多種食譜

☐ 抓一張椅子

☐ 準備好了，你自然會用

第三章的總分________

我採用幾個祕訣______

CHAPTER4

外出忙碌

減重不減樂子

現在你知道如何自己掌控營養的攝取和健康，以及如何營造有利健康和瘦身的居家環境了。接著，我們需要對付你無法掌控的環境和情況，讓結果依舊對你有利。這也正是許多人無所適從的地方。

很多人的瘦身計畫之所以破功，是因為他們去派對時大吃大喝、不知道外食該如何吃比較恰當、差旅時無法運動，或是工作時間太長等等。

這一章將教你如何因應這些問題，讓你踏出家門時，運動和膳食計畫都不受影響。

派對時間

我們從挑戰性最高的「出門」情境開始談起：派對吃得健康。這點很難，你不想失禮的提醒主辦人應該提供什麼食物或不該提供什麼食物，又不能自己帶過去——除非派對本來就要求每個人貢獻一道菜（稍後會談這個情境），那怎麼辦？沒關係，聽我的，照著下面的簡單方法，就可以盡興狂歡又不破戒。

窈窕慶祝

先吃點東西墊肚子……3分

去派對前先吃點東西，就不會被不健康的食物誘惑。如果那個派對的唯一目的就是聚餐，你還是可以先吃點東西再去，這樣一來，萬一派對上的食物不適合你吃，你也不會挨餓，還可以少吃一點不恰當的食物。

當個有禮的客人……2分

帶一道健康的食物去和大家分享，這樣可以幫主人添加菜色，也表達了你的謝意。如果現場剛好沒有健康食物，而你提供了，還能隱藏你想偷帶瘦身食物的目的。

遠離自助餐台……3分

我不明白想減肥的人為何會去吃到飽的自助式餐廳，那是最危險的減肥禁區。如果你一直和朋友乖乖待在桌邊，只使用一個餐盤，並且遠離自助餐台，那就比較容易避免自己在無意識中吃下太多東西了。

瘦身迷思

節食可讓胃縮小？

簡明真相：就像你成年以後無法再拉長肌肉一樣，你也無法把胃縮小，要把胃縮小，只能靠胃繞道或束胃帶之類的手術。你的胃會擴張以容納你攝取的食物，一旦食物進入腸子後，胃又會恢復為原來的大小。

聰明挑選……3分

多數派對還是能找到至少兩、三樣比較健康的菜色。跳過油炸的垃圾食物和起酥熱狗捲，直接選蔬菜、蝦子、水果、冷盤。

走輕食路線……2分

如果你是派對的主人，在選擇提供什麼食物時得負責一點。從你最愛的派對食物中挑選比較清淡的東西，例如提供烤玉米片和莎莎醬，而不是多力多滋和容易發胖的乳酪醬或豆泥；提供烤雞翅，而不是炸雞翅；提供鷹嘴豆泥搭配蔬菜棒，而不是田園沙拉醬；挑選生的或乾烤過的堅果，而不是加鹽及油烤的堅果；訂購一份薄皮的蔬菜披薩，上面只灑些許乳酪，而不是訂購灑滿乳酪的厚皮披薩。這樣懂了嗎？很好，盡興去慶祝吧！

節制地享受……3分

你不需要完全忌口，如果有你真的想嚐一下的東西，或是你覺得沒吃到就不盡興，你可以稍微吃一點，只要**不吃一整份**就行了。切記八〇/二〇法則，適度

減卡祕訣

別吃厚片披薩，改吃薄片披薩。

一片減106卡

地享受一下。多吃健康的東西，這樣一來，等到你要吃不健康的食物時就已經飽了，自然會吃少一點。選一項你想吃的美食，然後好好享用吧！

品嚐小部分……3分

用**小盤子**，每個想吃的東西都嚐一點點。這樣一來，你可以享用食物，又能充分參與派對而不吃下太多的熱量。換句話說，把分量減少，你可以盡興又不需要擔心腰圍。

以酒杯飲用……1分

即使你不喝酒，仍可以跟別人一樣進入派對模式中。我的伴侶海蒂懷孕時，便用酒杯盛裝各種飲料，讓自己有歡慶活動的感覺；你可以試試在氣泡水裡加小紅莓果汁，看起來就像在喝紅酒了。

一杯酒配一杯水……1分

如果你真的想喝酒，要記得喝我第一章提過的那些低卡版，然後每喝一杯雞尾酒就喝一杯水，這樣可以減少飲酒量，也能避免你太餓。

規劃派對當天的熱量攝取……2分

如果你很愛派對，要注意派對當天白天的熱量攝取。**別故意少吃一餐**，不然你到現場會太餓。那一天要特別注意食物的挑選及熱量的攝取，午餐可以吃生菜三明治或富含蛋白質的沙拉，把熱量攝取留給晚上的派對。

外食指南

很多人瘦身失敗的第一大原因是外食，我的意思不是說你不能外食，我在還沒有小孩以前，一週七晚都外食（我的廚藝很差）。外食的成功關鍵，就像其他的一切一樣，在於**如何**吃得精巧。

窈窕飲食

醬汁分開放……3分

把所有的醬汁和調味醬分開擺放，自己掌控淋在食物上的量。有些沙拉醬和調味品只要多一大匙就多了一百卡以上，太可怕了！吃每口沙拉時，可以先把叉子插進沙拉醬裡，再插起沙拉；或是在漢堡肉上塗一層薄薄的千島醬就好，這樣你就懂我的意思了。

減卡祕訣

不用150公克的義大利白醬，改用210公克的義大利紅醬。

減129卡

換配菜……3分

這點非常重要，配菜可能是破壞身材的殺手。在Johnny Rockets之類的美式漢堡店裡，一個起司漢堡的熱量約五百卡，加上薯條和飲料後，總熱量就破千了，超誇張！假設你很注意熱量攝取而點了比目魚排，旁邊卻附了烤馬鈴薯，你本來只打算吃一口，卻不小心全吃光了，原本的輕食晚餐一下子就變成七百多卡。你應該總是以蔬菜替換澱粉類，改選沙拉（沙拉醬當然要另外放）和蒸燙的青菜。

先下手為強……2分

一開始就告訴服務生你不要麵包或薯片，別等上桌了才說。意志力就像肌肉一樣，經常受到誘惑就會疲乏，別讓自己面對沒必要的誘惑，在麻煩出現前就先移除。

難搞一點……3分

為了避免攝取過多熱量，你可以用自己的方式點餐。請服務生轉告廚房：魚用烤的，不要用煎的；以生菜葉包漢堡肉，而不是夾在麵包裡；把貝果中間的麵包切掉一些，不要那麼厚。我知道很多人不怎麼敢提出要求，他們覺得要求廚師特地這樣做很過意不去，或覺得這樣為服務生增添了麻煩。

你想太多了啦！你有付錢，當然有權利要求你想要與需要的。相信我，餐廳都已經很習慣這種要求

瘦身迷思

生菜比熟菜健康？

簡明真相：生食愛好者常宣稱蔬菜一煮就失去重要的養分。真相是：蔬菜烹煮後雖然可能破壞一些維生素C，但是對其他的維生素來說可能是有益的。例如，番茄煮了以後可增加茄紅素的含量（以些許橄欖油來烹煮，身體吸收茄紅素的能力也會增加）。根據《科學人》雜誌的報導，煮過的胡蘿蔔、菠菜、蘑菇、蘆筍、包心菜、辣椒，以及其他蔬菜，也比生的時候含有更多的抗氧化劑，例如類胡蘿蔔素和阿魏酸。

有些人認為生菜有較多的酵素，但是認證的營養師指出，雖然食物加熱至48度以上可能抑制某些植物的酵素，但那些酵素的目的是支持植物生存的，對人體健康並非必要。人體本來就很善於製造酵素，而且植物酵素進入我們的消化道以前，通常早就沒有活性了，無論是生食或熟食。

最後一點，許多人的腸胃難以分解生菜，所以才會發明酵素製劑（Beano），而且效果很好。稍微煮過的青菜可以幫忙分解植物的細胞壁（名叫纖維素），讓蔬菜更容易消化吸收。無論你是生食或熟食蔬菜，有一點是不爭的事實：膳食中都應該多一點蔬菜。

了，不會覺得怎樣，況且，他們也知道有上百家餐廳可讓你去花你辛苦賺來的錢，所以你選擇他們的餐廳，沒去別家，算是他們的榮幸。就算我這樣想錯了（我當然沒錯），最糟也不過是他們拒絕你的要求而已，你可以離開，別再去那裡消費就好了。

撒點小謊……1分

我討厭教你這個祕訣，因為我希望你永遠是正派的，活得真實，但是學習主張自己的權利不是一夕之間就能學會的。如果你對於要求特殊待遇很過意不去，或是不好意思開口，可以撒點無傷大雅的小謊：說你過敏。我知道這樣教你有爭議性，但是女性對自己的需求特別難以啟齒。

如果你想喝花椰菜濃湯，但不要奶油，可以告訴服務生你有乳糖不耐症。對於你不想加入食物裡的任何東西，你都可以以此為藉口。如果你不想要油炸麵包丁，或是只想吃漢堡排，不想吃麵包，可以說你有麩質不耐症。我知道這很瘋狂，但那又不會傷害任何人，如果這樣做對你的健康有益，又能避免你養出鮪魚肚，誰在乎那一點小謊呢？

發揮創意……1分

別看菜單點餐，幾乎全球每家餐廳都有**基本菜色**：蔬菜、穀類、蛋白質。如果你踏進餐廳時知道自己要什麼，我保證你就能點餐，即使是在最容易發胖的速食連鎖店裡，我也可以點魚、雞或烤牛排，搭配沙拉或蔬菜，以及糙米飯，謹守我的膳食原則。就某種程度來說，

減卡祕訣

點去皮的雞胸肉。

減45卡

這有點類似前面的「難搞一點」。告訴服務生你想吃什麼及希望的吃法，你是付錢的客人，餐廳應該很樂於配合。

自己嚴選餐廳……2分

找一堆你喜歡的餐廳，把它們變成自家廚房，這樣一來你就有好幾個選擇，知道去那裡一定有健康的餐點。我找了五家餐廳，輪流去店裡吃午餐，還有五家可以讓我們帶外食的餐廳，我知道我可以相信他們，他們都會提供我健康的餐點，讓我維持窈窕的生活型態。

你可以找有把熱量列在菜單上的餐廳，美國多數的州現在都有這樣的要求了。

我希望你不要去那些令人發胖的連鎖餐廳用餐，但是如果你的住家附近選擇有限的話，至少你可以參考菜單上的熱量，挑選最適合瘦身的餐點。記住！你要盡可能讓你所挑選的餐廳迎合自己的需求，這樣才能做到前面提過的「難搞一點」。

慎選湯品……2分

你永遠都需要做選擇，有些選擇是比較精明的選項。如果愛喝湯，一定要選清湯為基底的湯品，例如雞湯、蔬果煮成的湯，而不是奶油為基底的湯品，例如蛤蜊濃湯或是任何奶油濃湯。如果你不確定湯裡面有沒有加奶油，可以直接詢問餐廳。許多蔬菜湯有各種不同的烹調法，有些是蔬果泥濃湯——那是非常好的選擇，有些則加了奶油、鮮奶油或其他油類。有疑問時，就問服務生。

減卡祕訣

不喝美式蛋花湯，喝泰式酸辣湯。
減330卡

別忘了減油……2分

記得請廚房別放太多油，亦即只用一點奶油或油類，或是完全不用。炒蛋不要放奶油，吐司、鬆餅或煎餅的上頭也不要放奶油。幾乎任何以油類或奶油烹煮的東西，都可以用最少的油脂煮好，你只需要提出要求即可。

外帶……2分

天佑美國，也給了美國好大的分量。服務生把義大利麵放在面前時，你可能覺得分量多是物超所值，但你其實是買了一大盤麵，外加贅肉、腰間肥肉，可能還有心臟病發，對吧？

如果你跟我一樣，覺得沒整盤吃完就是「浪費」食物，我沒打算說服你拋除那落伍的觀念，而是教你一個簡單的因應方法：服務生還沒上菜以前，請他先把其中一半放入外帶盒裡。這樣一來，你便能花一份餐點的錢買到兩餐，這一餐只吃下一半的熱量，也不用覺得對不起非洲飢童——我討厭這樣講，不過浪費食物還是給我這種感覺。

與人分享……2分

另一種應付大分量的方式，是和一起吃飯的人共享一份主餐。這點子很棒，理由有兩個：你不僅減少熱量的攝取，也因為少點第二份主餐而省了些錢。

略過……2分

我們常被飲食習慣所困，但誰規定你一定要點前菜加主菜及甜點？誰真的需要吃三道菜？你可以略過前菜，直接吃主菜，這不但省錢，也對身材比較好。若你非得遵循那樣的傳統不可，那就點沙拉當前菜，別放花俏的添加物，沙拉醬另外放；又或者，你也可以點兩道前菜當主菜。如果你覺得需要點套餐，請挑得聰明一點。

減卡祕訣
不點炸花枝，點90克的烤花枝。
減812卡

避開危險……3分

這個祕訣適用於生活上的一切，不過套用在本書時，我是指避開用「危險字眼」形容的食物，例如濃郁、爆多、嫩、酥炸、奶香柔滑。這些字眼等於是對著你大喊：「**我的熱量超高，會破壞你的飲食，讓你感覺懶散遲緩，肥胖臃腫。**」你看到那些字眼時，要盡可能迴避，除非你套用前面的「難搞一點」祕訣，請他們依據你的健康要求來烹調那道菜。如果你那樣要求，那道菜會健康很多，跟原本的樣子相差甚遠，而且危險也移除了。

紙巾沾油……2分

你看過歐姆蛋或披薩上方積了一堆油嗎？萬一你偶爾需要吃那種東西，用紙斤就可以沾除多餘的油脂，避免自己吃下太多的熱量。

你可能會很訝異這樣做可以減掉多少熱量——告訴你，每次大約可以少個一百到兩百卡！

瘦身迷思 **脂肪令你發胖？**

簡明真相：讀到這裡，相信你已開始明白：脂肪不會讓你發胖，過多的熱量才會。脂肪就像健康的醣類和蛋白質，是維持健康的基本，支持心血管、生殖、免疫和神經系統，還能幫忙維持窈窕、協助身體持續燃燒脂肪。沒錯！攝取脂肪以燃燒脂肪！必需脂肪酸的主要功能是分泌前列腺素，前列腺素掌控了血液凝固、生育、心率、血壓等功能。脂肪也會調節發炎反應，幫身體對抗感染，促進免疫功能。唯一有害的脂肪是反式脂肪，你應該盡可能避免。

多文化精選……3分

吃異國料理時，找最健康、最適合減重的選項，以下是我的首選推薦：

- **墨西哥菜：**選擇烤玉米捲餅（每一捲只用一張餅皮），更好的方式是請店家給你碗裝的玉米捲餅餡料或墨西哥捲餡料（沙拉狀，沒餅皮）。你可以試試墨西哥烤肉（carne asada）、法士達（fajitas，要求不用油或只用一點油）和炸玉米餅（tostadas，但別吃底下油炸的餅）。配菜可點黑豆（前提是沒有用豬油炸過）。

> **減卡祕訣**
> 你吃墨西哥菜嗎？每次吃墨西哥玉米捲餅時，少用1張餅皮，1份捲餅通常會給2張餅皮，有時是3張。
> *每份捲餅減100卡*

- **希臘菜：**選串燒捲餅（souvlaki）、烤肉串、希臘沙拉、塔布勒沙拉（tabbouleh）、鷹嘴豆泥，優格或口袋餅。
- **亞洲菜：**試試生魚片、海帶沙拉、沙嗲雞肉、沙嗲明蝦或沙嗲牛肉（花生醬少放一點）、糙米。選蒸煮的而不是煎炒的，例如蝦配蔬菜、紙包雞，或是蘑菇雞片。
- **印度菜：**請好好享用坦都里烤雞、扁豆湯，以及咖哩肉（vindaloo），或是以少量的油做成的燉菜糊（saag）之類的素食。
- **義大利菜：**可以吃烤的雞肉或海鮮、蔬菜義大利麵（不加奶油），或蔬菜通心粉湯。

職場上

另一個可能破壞你性感窈窕身材的常見擔憂，是工作上或公務太繁忙時該吃什麼，以及如何擠出時間運動。很多人都受到朝九晚五的時間所限制，要不是整天坐在辦公桌邊，就是經常在外頭奔走或出差，這些都對健康的生活型態有害。相信我，這些我都懂，我自己也深受影響，所以才會研發出一套減重及維持窈窕的對策，同時在事業上依舊成功。如果工作曾經影響你的運動或健康飲食習慣，別害怕，以下建議可以幫你找到平衡，讓你盡可能做到「兼顧一切」。

辦公室飲食

準備私人小點……3分

我二十幾歲時，做了三年辦公室的工作，每天從早上八點瘋狂工作到晚上八點，滿心希望自己跟別人相比時，可以輸人不輸陣。我吃洋芋片，喝販賣機的汽水，嗑辦公室開完會之後留下來的垃圾食物，還有助理點的外帶餐（例如披薩），這樣吃了幾個月後，我就胖了二．三公斤，你可能會覺得兩、三公斤並不多，但是以我的骨架來說，那已經很多了，也讓我感到不舒服。

後來我學聰明了，把迷你冰箱塞在辦公桌底下，裡面裝滿了健康食物，結果你猜如何？那多出來的二．三公斤不久後就消失了。

寄送賀卡……1分

同事生日時常常會請吃蛋糕或杯子蛋糕，這類慶祝活動可能變成熱量暴增的災難，你甚至有可能在某週吃上好幾次生日蛋糕——端看你的辦公室裡有多少人而定，畢竟，你又不想失禮，對吧？你不想浪費食物，對吧？

大錯特錯！你只需要寄送電子生日賀卡，說明你「正在減少熱量的攝取」，又受不了誘惑，所以不克參與慶祝，讓對方知道你真心誠意祝他生日快樂就行了。我可以保證，對方會理解的，萬一他無法理解，那就忘了他吧！如果他不支持你這麼做，那就不是真正的朋友。

另一種替代方案是說服整個辦公室改用比較健康的慶祝方法，例如優格霜淇淋或水果盤。不過，我頂多只能祝你好運，我自己試過，大家反應不太熱烈，你又何必在別人的生日上掃興呢？你只要寄張電子賀卡，或是在蛋糕送達以前走過去對他說聲祝福就行了。

引領風潮……3分

讓公司的同事知道你正在減重，看看誰想跟進。試著把週五的點心時間換成傍晚的公司籃球賽，或是發起創立一個健走社團，可以在上班前或下班後健走，甚至在中午的休息時間健走。

找人事部談談早上開會提供的食物選項，別提供起司蛋捲、貝果、培根、鬆餅等等，提出你的「瘦身」論點，讓他們改換百分之百全穀類鬆餅、水果盤、有機希臘優格、百分之百全穀類吐司配炒蛋、無硝酸鹽的火雞培根……如果人事部不願替換所有的食物，就看看他們願意做哪些妥協，至少要試著讓他們提供一點健康的東西。

自訂計畫……3分

有時誘惑是可以避免的。事前就知道會發生什麼事，讓你有時間事先規劃有效的對策，得到有效的結果。以下是你可能碰到的主要危險區及因應對策：

1.如果你有時候只能從販賣機買東西，就挑優格、堅果類、燕麥棒、迷你椒鹽脆餅或乾酪條。**避開**洋芋片、餅乾、糕點、糖果和汽水。

2.在晨會上，如果你很幸運，有健康的食物可選，就選水果、優格、半個低脂麥麩鬆餅、燕麥片、吐司（不加餡料及抹醬）或蛋。**避開**培根、糕點、貝果、果醬、奶油起司。如果沒有健康的食物可選，就吃飽再去上班，或是自己帶健康的早餐，跟著大家一起用餐。

3.同事訂外帶餐點時，從菜單中挑選最健康的選項（必要時可以參考一三九頁的「多文化精選」祕訣）。如果是點中國菜，就挑紙包雞。如果是點義大利菜，就挑沙拉（就連披薩店也有開胃菜或沙拉，但是要跳過上面添加的肉類和起司）。如果是點三明治，就挑烤雞肉三明治配生菜、番茄和芥末醬，這樣懂了嗎？

4.放一小盆水果在辦公桌上，以對抗同事的糖果罐。讓健康選項就在眼前、唾手可得，可以幫你對抗誘惑。

帶去上班……3分

就像母親送你上學時幫你準備便當那樣，你也應該自己帶午餐上班。帶健康的小點到辦公室很棒，不過帶健康的正餐上班，效果更好。每晚花一個晚上的時間煮菜，裝進玻璃保鮮盒裡，放進公司的冰箱或你自己的迷你冰箱（如果公司允許的話，你可以買一個迷你冰箱塞在桌子下方）。假使你覺得自己煮菜太麻煩了或你不會煮，另一種選擇是帶健康的冷凍食物上班。我自己不太喜歡冷凍食物，因為多數冷凍食物都是垃圾食物，充滿化學物質和防腐劑，不過還是有一些選擇是比較健康的。

你可以找以下幾個冷凍食品的品牌：Amy's Organic、Healthy Choice 100% Natural（雖然不是有機的，但沒有人工香料、防腐劑、色素等等，比多數的選擇來得好）、Nature's Path、Cedar Lane、Trader Joe's、365 Organic。

瘦身迷思

微波食物會破壞食物的養分？

簡明真相：影響食物養分含量的是熱度和加熱時間，非加熱方法。加熱愈久，溫度愈高，對高溫和水分敏感的營養素就會消失，如維生素C和硫胺素（一種維生素B）。關鍵是稍微煮過食物就好，微波爐能迅速烹調食物，反而會減少營養流失。

離開辦公室用餐……1分

你還記得電影《麻雀變鳳凰》裡有一幕，茱莉亞・羅勃茲帶李察・吉爾到公園，坐下來吃午餐嗎？你也可以找一張公園的椅子或草坪上的空地享用午餐，目的是讓你離開辦公桌。用餐時的一大錯誤，是處在容易忽略眼前食物的氣氛中，記得四十一頁的「專心用餐」祕訣嗎？在電腦前面用餐，就像在電視前面用餐一樣糟糕。

你可能覺得中午在坐位上用餐比較方便，或是中午也在工作可以顯示對公司的忠誠度，我建議你不要那樣做。研究顯示，不專心用餐的人通常會吃太多，你應該停下來專心用餐，那樣不僅會少吃一點，你也會**更喜歡食物**。也許你還可以因此從生活中擠出一點時間，享受自然或好友的陪伴，或是抒解壓力。

多找幾家健康的餐廳備用……2分

找出公司附近可以外帶健康餐點的餐廳，以便隨時使用。需要點餐時，你和同事便能挑已經審核過的餐廳。

辦公室運動

我沒期待你穿著套裝做運動，但是即使上班很忙碌，還是有很多方法可以穿插一些身體活動。

比賽……1分

說到運動，**競爭**是很大的動力。很多人告訴我說，他們在辦公室加入減重比賽，因而減了多少公斤，同事也跟著減了。這是很適合在辦公室裡發起的活動，因為可以培養動力、支持，以及同事間的情誼，找愈多人一起加入愈好，把辦公室分成幾個減重小組，接著為比賽而和同事組團運動，例如在晨會前一起上瑜伽課，或是下班後一起參加跑步團。培養類似的競爭，不僅能加強你在辦公室的健康生活立場，也可以為所有的參與者營造更快樂、更健康的環境。

邊走邊講……3分

講電話時站起來走動，若你的辦公室隔間很小，可以左右來回踏步，微微抬起膝蓋，或是一邊講電話一邊做伸展動作。這樣每分鐘可以消耗二到四卡，別小看這區區幾卡，積少成多，講三十分鐘電話就能消耗六十到一百二十卡。

減卡祕訣

以3份墨西哥雞肉軟塔可（餅皮是用蒸的），取代1份墨西哥雞肉捲。

減460卡

在坐位上運動……2分

抱歉，我知道接下來我要給的建議，不見得是你想聽或想遵守的，但是做到這點很重要。每次我這樣做時都覺得很好笑，但我還是做了，因為相較於其他同事的異樣眼光，我更在意自己的臀部大小。

我的建議是：在你的位置上做重量訓練，例如利用桌子邊緣做類似伏地挺身的動作、深蹲（每次都讓臀部碰到椅子）、小腿上提（calf raises）、弓箭步、椅子撐體再以三頭肌下壓。我每個小時都會做一套這些動作。多多關心你自己的健康，那一點也不愚蠢。

工作時的NEAT訣竅

- 把車子停在停車場的後方。
- 走出辦公室，和同事一起走去開會。
- 比目的地提早幾站下公車。
- 走路上班。
- 別搭電梯，一有機會就走樓梯。
- 有事情要告訴某人，親自去告訴他，而不是寄電子郵件。
- 自己倒垃圾。

玩球……1分

坐在抗力球上，而不是椅子上，這樣可以強化腹部和背部，以及改善姿勢。坐在球上可以整天強化你的核心肌群；坐在球上彈動，或是做坐式抗力球屈體動作，可以增加血液循環，促進大腦運作。

你也可以在回家以前的休息空檔，用抗力球做幾下捲腹、下蹲、伏地挺身的動作。

裝備妥當……2分

把一個檔案櫃或辦公隔間的一角設為運動櫃，我希望你在那裡放一雙運動鞋，以便在休息時間穿上運動鞋快走一下，或是在午休時間走久一點。準備一條抗力繩，在辦公隔間或辦公室裡就可以做一點抗力訓練，也可以把它當成延展工具，用來抒解久坐的肌肉壓力，講電話或開會的空檔，就可以擠出一點時間，迅速做幾下動作。你也可以準備啞鈴，你的背部和上半身會因此感謝你的。

設鬧鈴……3分

在手錶、手機或電腦上設鬧鈴功能，以提醒你每小時站起來移動身體。

利用休息時間走動……2分

利用上班的休息空檔多活動，換上輕便的鞋子，別走去咖啡機或加入閒聊團體（當然，你也可以邀請他們加入你），而是走約八百公尺到一・六公里的路（在公司裡或公司外）。走八百公尺約十分鐘，走一・六公尺約二十分鐘。你走多長，端看你有多久的休息時間而定。回來的路上買一杯咖啡再走回座位，我覺得這有雙重好處：運動又順便補充咖啡提神。

差旅祕訣

這個單元是和差旅有關的一切，無論你是出差或是度假，只要是出遠門，就會失去一些居家享有的掌控度和支持。你可以試試以下的技巧，幫你維持窈窕的習慣。

外出飲食

自己準備……2分

到當地的超市去買健康的東西，存放在飯店的小冰箱裡。每次我出遠門，當地又只有速食店時，我都用這招，也許沒那麼方便，但是可以避免你發胖。

機靈應變……2分

有些小型的汽車旅館和旅館裡沒有客房服務，但早上會提供免費的果汁、丹麥麵包和咖啡。以前我出差時，常待在這種地方，老是覺得自己似乎別無選擇。

後來我找到對策了！自己帶燕麥隨身包，你可以用旅館房間裡的咖啡機煮熱水來沖泡。或是攜帶不含雙酚A、內附環圈攪拌球的搖搖杯（Blender Bottle），那很輕巧、方便攜帶，你可以用它來搖高蛋白飲料，也可以拿來當水壺使用，幫自己補充水分。

隨身包帶著走……3分

抓幾包你最喜歡又包裝方便的點心，帶著去旅行。我每次都會帶蛋白粉和燕麥包，也會帶蛋白質補充棒、堅果棒、花生醬隨身包、全穀類餅乾、無調味烤堅果、有機的火雞肉乾或牛肉乾、真空凍乾的果乾（和一般果乾不同，熱量較低，糖分較少）。萬一機場裡健康的食物選項很少，吃不到正餐時，這些就夠你暫時補充能量了。

此外，這些東西都可以放進你的隨身行李中，現在的經濟艙鮮少提供餐飲，你可以在隨身行李中塞入這些零食，放心搭機。

善用便利商店……2分

你聽過「食物沙漠」一詞嗎？那是指方圓十幾英哩內都沒有健康食物，就只有加油站和速食店的荒涼地帶。偶爾你可能會到這種地方出差，或在出遊途中經過這種只有加油站和便利商店的地方。萬一你遇到這種地方，以下是你在迷你超市裡幾乎一定都能找到的選項——即便你身在鳥不生蛋的地方：

水煮雞蛋、起司條、優格、Popchips健康薯片、高蛋白營養棒、堅果、水果、最健康的麥片選擇。

瘦身迷思　每次用餐完畢都應該去上大號，否則就是代謝不正常？

簡明真相：健康窈窕的人不見得每餐吃完都會有便意，更別說是一天三次了。便祕或不規律的排便指的是每週排便不到三次，所以你可能比你以為的還要正常。

如果你覺得自己排便不順，可以多喝水及吃全穀類食物，在麥片或優格裡加入一些亞麻籽，吃許多高纖維的蔬菜。如果還是不行，可以試試黑棗乾（即加州梅），那也很有效。

萬惡中擇小惡……2分

老天請原諒我寫了這點！如果你在損友的脅迫下去了速食店（我假裝你不會因為其他的原因而踏進速食店），請選Starbucks或Subway等餐廳。這些地方至少有不含上千卡熱量的三明治，也提供烤魚塔可餅、沙拉之類的健康選擇（只要記得佐料和調味料都另外放！），每次我碰到這種情況時，我會點Subway的六吋素食三明治，不加起司或美乃滋，改加酪梨（我也會請他們把麵包捲裡面多餘的麵包刮除）。

減卡祕訣

在三明治裡，以30公克（1片）低脂起司取代30公克全脂起司。

減56卡

差旅時的運動

機場運動……1分

不想錯過運動嗎？希望旅程中的每分鐘都能充分利用嗎？無論你是一半時間在機場裡度過的工作狂，或是轉機去別墅度假時，剛好卡在轉運站，都可以在登機前抓住空檔運動。www.airportgyms.com這個很酷的網站提供了獨特的服務：列出機場的健身房、機場健身俱樂部、美加境內機場附近的健身中心。你甚至可以上網查最近的健身房提供什麼，帶著運動裝備去那裡運動。

機上活動……1分

搭機好幾個小時，最不利身體的做法就是一直坐在座位上。如果你搭機的時間超過一小時，可能會感覺你的身體像是在辦公室坐了一整天，非常的僵硬拘束。長時間不動可能會有**血液循環**的問題，對已經有循環問題的人來說，更應該找機會在機艙裡活動，以避免血液凝塊。

以下是在機上活動的方法：

- 避免蹺腳或腳踝交叉太久。用腳趾重複捲曲緊縮和放鬆的動作。一次把一隻腳的膝蓋往胸部拉。背部拉直，脊椎向前彎曲，再向後彎曲。
- 原地踏步，提起膝蓋。我知道這個動作看起來很蠢，但你會覺得身體比鄰座的人舒適。
- 如果你不是像擠沙丁魚那樣坐著，座位還有一點空間，可以把身體往前，伸手觸腳，像懸掛的布娃娃那樣。
- 把手臂往頭頂伸，一手抓住另一手的手腕，舒展，接著換邊做同樣的動作。
- 利用水瓶做二頭肌彎舉。手臂押著座位的手把，撐起身體，做類似三頭肌下壓的動作。
- 上半身轉向旁邊，延伸舒展，把左手放在座位的右手把上，看往後方。接著換邊做同樣的動作。
- 搭飛機的時候，試著**每隔一小時**站起來走動一下。在你走回座位以前，可以在飛機的後方停一下，對著牆做類似伏地挺身的動作（相信我，這招很容易讓你和附近的人閒聊開來）。
- 做瑜伽深呼吸（腹式呼吸）。從鼻子吸氣，擴大腹部，再透過鼻子慢慢呼出。那樣做不僅可以安撫神經，也有助於平衡大腦左右兩側及全身的氧氣循環。在飛機上**特別適合**做瑜伽深呼吸，因為長時間的久坐會讓身體的血液循環受到影響。

挑剔……2分

住有健身房的旅館，如果沒得選，就住附近有健身房的地方，以便換通行證入場。多數大型的連鎖健身房在網站上都會提供免費的一週通行證，以吸引新會員加入，你可以下載後，省下加入會員的會費。另一點值得考慮的是：當你加入健身房的會員時，盡量找**全國都有分店**的連鎖健身房，我就是因為這個原因而加入Crunch健身中心的，這樣一來，我出差的時候還是可以去Crunch健身房運動。雖然目前為止他們還不是每州都有，不過我到加州、佛羅里達州、紐約州時都可以去那裡運動。

裝備齊全……3分

帶健身DVD，放進筆電裡，就可以在旅館內跟著做了。或者是帶抗力帶，那很便宜又方便攜帶，把它綁在床腳，就可以做擴胸運動、向上推舉、划船式、彎舉等動作，使用抗力帶幾乎可以為任何運動增加阻力。你也可以用手機上的app，我的「瘦身方案」app（Slim-Down Solution）就示範了很多運動。

玩牌……2分

這招是健身教練鮑勃・哈珀教我的。在機場的便利商店中買一盒撲克牌，不僅可以在飛機上打牌解悶，到了旅館房裡，那也是很好的運動輔助工具。

第一步是先為各種花色分配一種運動，例如黑桃是做波比、方塊是做伏地挺身、梅花是做仰臥起坐，紅心是做深蹲。接著按照你抽牌的花色和數字做指定的動作，例如梅花四就是做四次仰臥起坐，黑桃八就是做八次波比，抽到人像牌時一律做十次，抽到么點則是十一次（不是一次，這可不是玩廿一點，由不得你選）。持續移動身體，盡量不要休息，我保證你只要在很小的空間內，以一點點的成本，就能做大量的運動。

要求多一點……2分

檢查旅館電視的點播節目單裡，有沒有免費的運動節目；詢問旅館有沒有簡單的運動器材可以借回房間使用，例如瑜伽墊、啞鈴等等。

去冒險……2分

如果你是在度假，就規劃積極活動的假期，嘗試你沒碰過的健身活動。例如去夏威夷做槳板運動、去摩押市騎越野自行車、徒步穿越大峽谷、去柯恩河泛舟、去太陽谷或阿斯彭滑雪。

把健身也融入度假生活中，不僅可以**接觸新事物**，也可以避免休假時變胖。

觀光……2分

在城市裡漫步。每一次我去最容易發胖的度假之旅時（巴黎美食饗宴），回家反而瘦了半公斤到一公斤，那是因為我整天都以步行的方式觀光。走出去，認識當地人，吸收歷史，好好參觀！若能一次走上好幾個小時，即使你沒多用力運動，也可以燃燒許多熱量，同時吸收一些文化。

瘦身迷思

流汗可以排毒？

簡明真相：身體排出的毒素中，只有1%是透過汗腺排出的，流汗的主要功用是調節體溫，那是我們自然的降溫系統。負責排除廢物的主要器官其實是腸胃、肝臟、腎臟、免疫系統和肺部。

下水……2分

在好幾次度假中，我的運動量都是從泳池裡獲得的。這點對有小孩的人來說很重要，我的小孩很愛泳池，我會跟他們一起玩，或是趁他們玩樂時自己游個幾圈。氣候允許的話，這對認真的運動者或是想闔家同樂的人來說都是很好的健身資源。

找出運動路線……2分

詢問飯店的工作人員，或自己上網搜尋當地的公園、健行路徑、慢跑路線。你也可以自己上www.trails.com的網站查運動路線，這個網站幾乎提供了世界各地的各種絕佳選擇和資源。

減重的加總計分

3分

☐ 先吃點東西墊肚子

☐ 遠離自助餐台

☐ 聰明挑選

☐ 節制地享受

☐ 品嚐小部分

☐ 醬汁分開放

☐ 換配菜

☐ 難搞一點

☐ 避開危險

☐ 多文化精選

☐ 準備私人小點

☐ 引領風潮

☐ 自訂計畫

☐ 帶去上班

☐ 邊走邊講

☐ 設鬧鈴

☐ 隨身包帶著走

☐ 裝備齊全

2分

☐ 當個有禮的客人

☐ 走輕食路線

☐ 規劃派對當天的熱量攝取

☐ 先下手為強

☐ 自己嚴選餐廳

☐ 慎選湯品

☐ 別忘了減油

☐ 外帶

☐ 與人分享

☐ 略過

☐ 紙巾沾油

☐ 多找幾家健康餐廳備用

☐ 在坐位上運動

☐ 裝備妥當

☐ 利用休息時間走動

☐ 自己準備

☐ 機靈應變

☐ 善用便利商店

☐ 萬惡中擇小惡

☐ 挑剔

☐ 玩牌

☐ 要求多一點

☐ 去冒險

☐ 觀光

☐ 下水

☐ 找出運動路線

1分

- ☐ 以酒杯飲用
- ☐ 一杯酒配一杯水
- ☐ 撒點小謊
- ☐ 發揮創意
- ☐ 寄送賀卡
- ☐ 離開辦公室用餐
- ☐ 比賽
- ☐ 玩球
- ☐ 機場運動
- ☐ 機上活動

第四章的總分________

我採用幾個祕訣______

CHAPTER5

維持動力

不瘦一下子，要苗條一輩子

這一章也許看似不太重要，因為它和減重沒有直接相關，但其實關係很大，原因如下：我可以教你所有的祕訣，讓那些祕訣簡單好用，或是把資訊送到你眼前讓你吸收，但是如果你沒有動機去實踐，把它變成你的生活方式，那我在書中教你的所有祕訣都是白搭了，我等於浪費時間寫了這本書，你也浪費時間買了它、浪費時間閱讀。

如果這還不夠糟的話，請你仔細想想真正影響的是什麼——你的健康、信心、生活品質、人際關係、性欲，以及（你可以自行填入任何重要的東西）。當你的體重過重和健康不佳時，上述一切都會受到負面影響。

沒充分發揮潛力或沒能過你應得的生活，實在十分可惜。我希望你能擁有你想獲得的一切，你值得擁有那些，我們都是如此。然而你也知道目標不是一蹴可幾的，本章提出的指南會讓你更有可能達成目標，也讓過程更愉悅。

激勵、啟發與鼓舞

調整心態

讓它切身相關……3分

在你踩上跑步機或第一次蒸花椰菜以前，我希望你先列出一張窈窕清單，這很簡單，清單裡會提到很多你的狀況。別擔心，這很有趣，寫下你想追求健康的所有原因，為什麼覺得窈窕可以改善你的生活。

很多人在尋找動力時，是往外看，那樣做雖然可以啟動最初的改變，但是持久的動力必須來自於內心。我說過，過窈窕生活不見得容易——雖然我已經盡量讓它看起來沒那麼複雜了，只是最終仍舊會牽涉到一些犧牲。犧牲是成人必經的過程，不是嗎？為了幫你因應這個事實，你需要找出**「為什麼」**，為什麼那樣的犧牲對你來說是值得的？尼采有句名言是這麼說的：「如果你的人生有個理由支撐著，你就能忍受任何過程。」

找出你的「為什麼」。為什麼維持動力對你很重要？你的回答要清楚明確，要跟自己切身相關，內

瘦身迷思

減重速度太快，容易復胖？

簡明真相：那說法太荒謬了，我曾幫一位男士在6週內減去45公斤，3年後他並未復胖。重點不是減重的速度，而是減重的方法。最近佛羅里達大學有一項研究指出：在減重初期迅速減去重量，不僅長期而言減重的效果較好，也較不會復胖。研究人員指出，迅速減重者相較於緩慢減重者，較可能在18個月後達到臨床上有意義的減重。只要是以運動及注意膳食的方式，而非挨餓減重，除非是受到感情困擾或情緒掙扎所苦，否則你都沒有理由復胖。

容詳細。別光說：「我想要更健康。」那句話是什麼意思？那是指什麼樣的生活？你想和孩子一起打曲棍球嗎？你希望自己在春假時看起來容光煥發、身材亮眼嗎？你想穿高級的流行服飾嗎？你想長命百歲嗎？想讓因為外遇而拋棄你的人後悔嗎？你能自在的開燈做愛嗎？無論你的動機是什麼，把它們寫下來，把那張清單盡量**貼在很多地方**，讓你的希望、需要、欲望來激勵你！

設立目標……3分

確定你為什麼想要健康以後，下一步就是找出達成方法，這時你就需要設定目標了。大家常說有目標和「把它寫下來」有多重要，那是很籠統、模糊的建議，可能也是多數人達不到目標的原因。想要設立實用又可達成的目標，關鍵之一是依循幾個重要的準則：

- **讓目標切合實際**。你的最終目標必須**真的可以實現**。如果你老是在工作，需要養家，不可能三個月內減掉四十五公斤，或甚至一個月減九公斤，以你的其他要務來看，那是不可能實現的。不過，你還是可以減重，檢視一下你的生活，找出你能規律投入運動的合理時間，接著設定你可能達成的目標。以上述的情境來看，三個月減九公斤是有抱負的目標，並非高不可攀。
- **目標必須是可以衡量的**。別光是說：「我想要瘦身又健康。」《減肥達人》的參賽者老是那樣說，但是當我追問那句話的確切意思，請他們**以實際的數字**表達時，他們又答不出來。如果你對某個目標沒有明確的概念，那要如何達到？你可以說：「我希望血壓達到一二〇/八〇。」

或：「我希望能跑完半程的馬拉松。」或：「我想減掉二十七公斤。」

看看金字塔的威力……3分

設好長期目標後，你可能覺得那很難達成，有些人很難持續著眼於大局，當你想到達成目標需要做到的一切時，很容易就嚇壞了。克服這個障礙的祕訣，在於知道想要達成長期目標必須先達成一連串的短期目標，而短期目標的重點不在於結果，在於過程。

你需要規劃如何階段性地達成長期目標，而最好的方法就是建立**目標金字塔**，把大目標分成短期可達成的小目標，幫你畫出行動步驟，把你現在做的事和你想像中未來的自我連結在一起。把你的最終目標放在金字塔頂端，接著在下面擺上每月、每週、每天、當前的目標。例如：

- **終極目標：**三個月減十一公斤。
- **每月目標：**每月減三・六公斤。
- **每週目標：**每週減〇・九公斤，上健身房四次，創造一千卡的熱量赤字。
- **每日目標：**打電話給朋友更換汽車共乘日，以便週三和週五去健身房上戰鬥營訓。我要為這一整週準備健康的食物，以便達到熱量赤字目標。我要研究附近的餐廳，找出可以點健康餐點的地方。我要買Body Media臂環數據機，以追蹤燃燒的熱量。

使用這個模式，你就可以把長期目標分成可管理的行動步驟或藍圖，引導你邁向目的地。

畫一幅畫……3分

如果你不會畫畫，不用擔心，我這裡說的畫，是指腦中的圖像，想像你即將達到目標，接著想像你達到目標。創意想像是使用心念的力量激勵自己，創造我們想要的結果。**想像成果**可以幫你相信自己有潛力實現夢想，想像你想要的東西以及你想如何達成，是實現夢想的基石。

想要有效使用這個工具，有幾個重要的要件：

- **要具體**。如果你想要健康，就想像健康**確切**是什麼樣子。你穿著什麼衣服？你以強健、窈窕的身體做了什麼活動？你是在跑五公里的馬拉松，還是陪孩子玩耍，與另一半翩然起舞，或是牽著女兒的手步入婚姻殿堂？你想像的成功形象愈詳細，那形象在你腦中愈鮮明活躍，要實現那目標就會更加容易。
- **別只是看到它，要感受它**。你需要讓情緒和你想像的自己連在一起。把你真實的內心感受和想像連在一起，你會覺得那想像更真實。
- **感應它**。投入生理感應。我希望你對你的想像產生生理悸動：在你衝過馬拉松終點線時，感覺到腳下的地面衝擊。和兩歲小孩在運動場上玩捉迷藏以後，你把他舉起來，感覺到自己的肩膀正在施力。把身體行動和內心想像連在一起，可以讓你更熟悉目標，覺得目標更真實，幫你專注於每日行動。
- **寫在紙上**。有些人已經提過這點，這很值得花心力去做，為什麼？因為這樣做真的有效！為你腦中想像的圖像賦予生命，有些人稱之為「願景圖」。列出你最想要的東西，你可以把它貼在辦公室的布告欄上，或是設成電腦的螢幕保護程式。那是很有趣的練習，重點是：你**愈常接觸**你的希望和渴望，愈有可能實現。

改變用語……2分

語言的力量很強大，你說的話就是你相信的事，你相信了，就會去做，你做了，就會變成事實。因此，你使用的語言必須正面積極，而不是負面失敗的，把「不能」從你的語彙中淘汰，注意你使用的形容詞，不要說某事「很難」，而是說「不易」；不要說某事「不可能」，而是說「有挑戰性」；**不要說「你在嘗試」**（嘗試是指你已經考慮到失敗），而是說「你在做」；不要說你「不擅長」某事，而是說「你正在努力或學習」某事。相信我，這些小改變對你看待世界的方式會有很大的影響。

別追求完美……3分

為什麼你不該追求完美？因為沒有人是完美的！如果你認為你自己可以達到完美，或必須隨時都很完美，那注定會失敗，你必須拋除那種「全有或全無」的心態。當你故態復萌時（你總是會在某個時間點碰到的），不要太在意，只要把自己導向正確的方向，繼續前進就好了。

我們可能平時都吃得很健康，也很規律運動，但是某天壓力一大就破了戒，吃下之前一直渴望的披薩或垃圾食物，讓整個瘦身計畫（膳食、運動、態度等等）破功。小小的挫折遭到過度的放大，導致自我厭惡感大舉襲來，因此自暴自棄，大吃特吃……拜託，把眼光放遠一點！

以下是我常用的比喻，我希望你能記住，因為這可能發生在你身上。車子爆胎時，你不會下車戳破另外三個輪子，對吧？你只會下車，換掉爆胎的輪子，然後**繼續上路**。同樣的道理也可以套用在你的生活型態上，遇到挫折時，你應該振作起來，繼續向前邁進。內心常抱持客觀的觀點，別追求完美。

脫衣服……1分

如果你很難激勵自己，脫掉衣服，直到你身上只剩內衣，面對鏡中的自己。我不是要你挑剔自己，批評每個真實或想像的缺點，而是希望你看清楚目前的狀態，坦白面對自己，然後說：「**我真的不希望屁股多出一陀肥肉，我現在真的需要運動。**」接受自己的現狀，不再自我欺騙，承擔責任，並決定開始改變。接受是一種解放的感覺，可以幫你化解那些侷限你的不安感。當你躲在衣服裡面時，你便無法清楚地看自己。

我希望你丟掉所有幫助你掩飾身材的寬鬆衣物，一次丟光，讓你不再躲在那些衣服裡面。

有為者亦若是……1分

閱讀、觀賞或聆聽別人成功瘦身的故事，有鼓舞人心的效果，例如看網路上的「減肥前」和「減肥後」對比照（在www.jillianmichaels.com上，我放了很多學員的瘦身對比照），或是收看《減肥達人》節目。至於是誰的故事、你在哪裡發現那些故事，或你如何記取那個故事帶來的啟示，那些都不重要，重要的是你學到、也感受到別人的減重過程——跟著他一起面對難關，達到最後的成果。人類很善於和他人產生共鳴，當我們看到別人達成目標時，也會激勵自己，讓我們更相信自己，知道自己也可以達到遠大的目標。

自創口號……1分

多數口號都只是陳腔濫調，幾乎沒提到自我價值，但有個方法可以讓口號變成強而有力的正面工具。關鍵在於讓口號變成精簡、行動導向的主張，把它當成生活準則，雖然一句話很難創造出深刻的含義，但那並非不可能做到的。別挑你覺得你**應該**對自己說的話，例如「愛你自己」或「微笑」或「杯子是半滿的」——全都是下下之選，而且都是你早就知道的事，你不需要那些口號；你應該挑選可以激勵你，讓你產生共鳴的口號。挑一個你可以遵循，又讓你自己及生活變得更好的準則。

最近，我的口號是：「*沒有計畫的目標只是空想。*」每次我一衝動或急躁時，就這樣提醒自己，那句話會讓我冷靜下來，提醒自己：有些東西是需要時間醞釀的。這個原則讓我變得踏實，保持積極與專注。

你不必逼自己想出多了不起的口號，當一句話讓你很有共鳴時，就可以拿來當口號。當你有疑惑，或需要一點提醒時（例如為什麼窈窕生活對你很重要），就對自己複誦那些口號，那可以持續激勵你。

做好準備……3分

不知道你有沒有聽過一句老掉牙的話：「*你是環境的產物。*」其實每個人多多少少都是如此，環境對我們的想法、選擇、表現可能有很大的影響。由於現代文化就是一個**「致胖環境」**，你需要打造個人環境，幫你達成目標，而不是讓環境成為你的絆腳石。

看看你周圍，你的工作環境、生活空間、汽車，以及其他你平時身處的環境。注意任何可能破壞你窈窕生活型態的東西，可能是上班途中老是吸引你順道購買的甜甜圈，也可能是公司餐廳裡的貝果，或是同事桌上的糖果罐。每次找到這些破壞你減重的東西時，就盡量移除、更換或閃避，換條上班路線，遠離那家甜甜圈店，自己帶食物上班，遠離公司的餐廳，以電子郵件或電話和那個有許多發胖點心的同事聯絡，好遠離他的辦公室……

一旦你改變了習慣和環境，很可能就可以好好維持下去，習慣是很強大的力量。

讓周遭充滿鼓舞人心的圖像（比方說前面提過的願景板，或你減肥後想穿的衣服）。收看提振心情的電視節目，閱讀傳達希望與自強訊息的正面書籍和雜誌，例如《新世界》、《男性健康》、《四協議》、《歐普拉雜誌》、或《塑身》；早上把跑步鞋放在門邊，以激勵你中午去運動一下。利用實體空間讓健康行為**自動化**，是最簡單、最深入改變生活的方式之一，所以馬上開始吧！

培養支持

公告周知……3分

最近，中間減重診所（Medi-Weightloss Clinics）做了一項調查，五十三％的女性表示，她們是在別人的壓力下吃了不在個人膳食計畫裡的食物；五十六％的女性表示，她們之所以屈服，是因為不想讓對方難堪；四十一％表示，她們屈服是因為不想讓別人注意到自己的膳食，三十五％則表示是因為別人取笑她們的膳食習慣。

我該怎麼說呢？**這些都是不掌控個人生活及健康的藉口**，完全無法接受！你要有骨氣一點！為自己發聲！連你都不為自己辯解了，還有誰會為你辯解呢？你的態度要直接，讓別人知道你的減重目標，那樣可以讓你在面對朋友時負起責任，獲得親近者的鼓勵，也逼那些破壞你計畫的人面對他們的行為，讓他們因此感到羞愧而不再破壞。

傳達需求……3分

人類不會讀心術，無法參透別人的心，親友常在無意間破壞你的減重計畫，別以為他們都知道你需要什麼或者該如何幫你——萬一你沒得到他們的幫助，到頭來失望的會是你自己。

無論是經常拉你下班去喝酒的同事，每晚點披薩的男友，或常烤餅乾給你吃的母親，你都要告訴他們你的瘦身目標。從告訴他們「健康和減重對你有多重要」開始做起，接著告知「他們可以**如何**幫你」，我希望你給他們工具，確切告訴他們「你需要什麼鼓勵和支持」。

請你的母親去找減重食譜，別再用容易發胖的食譜；告訴男友，妳希望他跟妳一起運動，運動完後一起去吃壽司；告訴同事，你現在不喝酒了，但你很樂於跟他們去看電影或上健身房。你可以讓他們變成支持的動力，而不是破壞的力量。一旦你讓最親近的人知道你的需求及鼓勵你的方法，你會驚訝地發現，那可以大幅提升你堅持目標的能力，讓你更努力達成目標。

支持是互相的……3分

這點很重要。很多人放棄減重的主因是因為伴侶和他們在生活型態、目標、價值觀上的看法不同；這種困境往往不只存在愛情裡，也發生在親子關係和親近的好友之間。這幾乎和「傳達需求」所談的一樣，差別在於傳達需求行不通時，你該怎麼辦？它之所以行不通，通常有很明顯的原因：或許對方覺得，要是你變健康了，你就超越他，不再需要他了，或者對方擔心你變健康以後，會反過來質疑他不健康的習慣。那樣的恐懼可能不理性，卻是真實的。

最好的因應之道就是和對方再次懇談，重申你想要什麼，以及為什麼想要。接著一定要告訴對方，**你有多愛他**、他對你有多重要。久而久之，當他開始放心與習慣「新的你」時，相信他會反過來支持你，甚至跟你一起追求健康。

清理門戶……3分

培養支持系統的頭號宗旨是：你所邀請進入你人生的人，都應該讓你變得更好。當你挑選周邊的夥伴時，必須遵守這個原則，只和那些樂見你成功的人在一起，你周圍的人都應該支持你追求卓越，否則就離遠一點！

現在該是你重新評估人生，盤點周遭夥伴的時候了。把不支持你的有害人物都趕出你的人生，那些因嫉妒而破壞你計畫的朋友都必須清除。最終而言，近朱者赤，近墨者黑，所以，有害的人物都應該離開！

設定界限……3分

把這點當成「自我支持」的第四步，那整串必要步驟分別是：⑴溝通需求，⑵肯定和支持你關愛的人，⑶如果前兩個步驟都無效，就開始清理門戶。

但是萬一那個有害人物是你無法切割的人呢？例如家人？我們必須轉而設立明確、不可動搖的界線。如果你母親覺得你的健康膳食計畫很「愚蠢」而跟你吵了起來，不要和她一起用餐就好了；如果你回老家度假時，上健身房遭到姊姊的取笑，以後不要讓她知道你去哪裡就好。注意人際關係裡的「麻煩點」，盡量避開；有些主題可能誘發爭吵和破壞，令人心情沮喪，你應該想盡辦法避開那些情境，把人際關係和溝通導向正面和中性的話題（那些不會引起你或對方爭吵與不安的話題）。

你應該坦白告訴家人你的需求和**界限**，讓他們知道你不想跟他們討論的話題。如果他們不聽你的，或不尊重你的界限，仍一再干預你，那就告訴他們，你愛他們，但你要離開或掛電話了，等他們尊重你的立場以後再聯繫。你不是拋棄他們，你只是放大那個關係裡的正面成分，減少負面成分而已。我可以保證，持續做這種健康的互動幾次以後，他們就懂了，你也為自己爭取到了一些喘息的空間。

自我支持……3分

當自己最好的朋友。你可能會問：「**我要怎麼變成自己更好的朋友？**」你應該學習把自己放在成功的最佳位置。好的領導者努力營造讓員工成功的環境，同樣的，當自己最好的朋友，就是在你接受卓越與瘦身的挑戰時，幫自己做好成功的最佳準備。重點在於**自我接納**，如果你覺得自己值得變成你期待的樣子，值得獲得他人的尊敬和喜愛，你就會達到目標。

我幾年前去心理治療時，一直抱怨我為別人做了一切，但沒有人為我做任何事。我陷入這種自我憐憫時，心理醫生打斷了我的抱怨，他說讓我失望的不是別人，而是我自己。我反駁他，說他瘋了，但他繼續解釋以證明他的論點，他列出我為別人做的一切好事，這也顯示出我從未替自己做同樣的事。他的意思是說，當我開始為自己做那些事時，人生會豐富許多，而外界的關注和幫助不過是額外的獎勵。

我聽取了他的意見，為我的臥室買了一些鮮花，讓自己好好享受了一次按摩，租了想看的電影，好好照顧自己。我為自己騰出時間，以尊重、關愛的方式談論自己。結果你猜怎樣？我的人生從此出現驚人的轉變。這樣做以後，我開始吸引到更多支持與關愛我的人進入我的生活，我變得更開心、更堅強、更有信心，也更有力量去冒險、追求夢想。我知道這些描述聽起來可能有點愚蠢，也許會讓人聯想到難笑的《週末夜現場》短劇，但是真的有效！

檢視一下你為父母、子女、伴侶或好友做的一切，我相信你幫助鄰居和同事的頻率，甚至高於幫助自己的頻率。現在我希望你用同樣的關愛與付出來對待自己，你會看到你的態度、動力、瘦身狀態都因此變得更好。

化負評為動力……2分

我的建議是請你忽略仇敵。蘇西・歐曼（Suze Orman）曾對我說：「**大象繼續前進，瘋狗繼續狂吠。**」她的意思是說，別讓心胸狹窄的嫉妒者阻礙你達成目標。

也許你還聽過另一種說法：「**成功就是最有力的報復。**」有些人在別人愈是唱衰下愈是奮起，他們想證明那些唱衰者看走了眼。你聽過女神卡卡或凱蒂・佩芮提過有多少人對她們說她們不可能走紅嗎？這兩位超級巨星現在的事業和名氣如日中天，錢可能多到不知如何花用，她們可以完全不理會那些不看好她們的人！

我的事業夥伴從不接受負面觀點，也從不感到挫敗，每次有人拒絕他或我們公司的提案時，他反而很開心，因為他覺得自己有機會證明對方看走了眼。如果你無法對別人的負評或狠毒評論置之不理，就把它化為動力，別讓它打擊你，而是驅動你向前，推動你邁向成功。

尋求反饋……2分

當你想學習、成長或改善生活的任何領域時，最好的方式之一就是找教練來驅動你。這個人不僅會支持你，也擁有你成功所需的知識，他會告訴你哪裡做錯了及如何改變，指引你達到目標。我已經當過很多人的教練，靠著健康方面的經驗，我可以在短時間內幫學員糾正多年的錯誤。

別吃沒必要的苦頭。若你找不到能一直幫助你的朋友，就花錢請教練或認證的營養師教你一兩堂課，讓專家分析與評估你的做法，他們可以幫你調整計畫，讓你進步神速。我希望這本書已經提供你需要的一切，不過在特定的議題上，多獲得一些**一對一的個人化建議**有時幫助很大。

寫部落格……1分

以部落格寫下你的經驗，並閱讀激勵你的部落格。我前面提過，閱讀他人的成功故事有激勵效果，和他人分享你的故事也是一種回饋，同時能獲得經歷過類似磨難或挑戰的人所給予的支持。

瘦身迷思 **高果糖玉米糖漿不會比蔗糖糟糕？**

簡明真相：大錯特錯！製造高果糖玉米糖漿的人一直想瞎掰高果糖玉米糖漿和蔗糖一樣。它們的化學成分相似，但人體處理的方式不同，高果糖玉米糖漿是由肝臟處理，蔗糖則是由身體的細胞負責代謝，所以高果糖玉米糖漿是導致肥胖、三酸甘油酯過高、糖尿病、脂肪肝等疾病的主因。別誤會我的意思，我不是說你可以肆無忌憚地吃糖，糖分的攝取還是要節制，但你**絕對要避免高果糖玉米糖漿**。

加入社團……1分

當你落實瘦身計畫時，留言板和線上社群可以提供許多協助。有些來找我指導瘦身的人老早就達到目標了，但他們仍持續訂閱我網站www.jillianmichaels.com上的內容。他們之所以持續參與，只是想維持積極的態度，並和留言板上的同好交流。網路環境有匿名的功能，你可以暢所欲言，而不必擔心誰認識你或評斷你，也可以為經歷類似情況的人提供支持，那是一個匯集同好的系統，同時幫你為自己的健康負責。網路上有很多選擇，我建議你上網瀏覽，找個你覺得最放心的環境，開始認識朋友。

吃得正確，多活動

聽仔細……3分

沒有什麼比**醫生的話**更讓我心驚。當醫生說我雌激素過多，是乳癌的高危險群，而且酒精還會大幅增加罹患乳癌的風險時，我幾乎當場就戒酒了。

說到瘦身，其實重點不光是為了塞進緊身褲、穿上比基尼、開燈做愛而已，瘦身的意義很深遠，和你的健康及生活品質直接相關。去看醫生，檢查一些數據——例如膽固醇、血糖、血壓、靜態心率等等，好好聽醫生教訓你那些數字有多糟，以及減去多餘的體重後，健康的各方面會有多大的改善。

美味烹調……1分

食物美味可口時，你可能更有動力吃健康與瘦身的食物，對吧？

這世上沒規定健康的食物就不能美味可口，有很多美味健康的食物可以幫我們打造健康的身心（請參考第三章的「烹飪原則」祕訣）。我希望你能在食譜上多多發揮創意，我做過跟馬鈴薯泥一樣美味的烤球芽甘藍，好吃的關鍵在於作法。

所以你應該做功課，多實驗健康食材，直到做出自己喜歡又期待再次大快朵頤的減肥美食為止。

以下是美味減肥甜點的範例：

窈窕冰淇淋三明治 120卡

材料：¾杯的瑞可達起司
1½大匙的覆盆子泥（或其他可做成糊狀的水果）
1大匙非精製紅糖
1大匙黑巧克力片
16片巧克力全麥餅乾

作法：在小碗中，攪拌瑞可達起司、果泥和糖。充分混合後，加入巧克力片。把八片夾心餅乾放在烤盤上，把混合物平均分放在餅乾上，再蓋上剩下的八片餅乾，放入冷凍至少一小時。冷凍完後，以保鮮包裝把每份冰淇淋三明治分開包起來，可在冷凍庫裡存放一週。

沉浸於瘦身環境中……2分

讓周遭充滿激勵你的瘦身圖像，把它們貼在冰箱上、桌面上、汽車儀表板上，以及任何你做出食物選擇前可能看到的東西上。

我少年時期想減肥時，是貼琳達・漢彌頓（Linda Hamilton）在《魔鬼終結者2》裡的照片（還記得她當時的身材有多誇張嗎？那手臂線條直到今天都算是傳奇！）。每次我想要去拿披薩或甜甜圈時，一看到那張照片，就會激勵我改變心意。

我現在則是看瑪丹娜的照片來激勵自己，她現在五十幾歲，依舊擁有令人渴望的火辣身材，看了她的照片後，我就馬上放下餅乾或酒杯了。

雖然我不希望你習慣以外力來激勵自己，但那些故事和圖像確實有某種功效，能刺激我們將決心付諸行動。挑選某個可以幫你達成瘦身目標的人或圖像，讓你在周遭隨時可以看到他們。

以穿著激勵自己……2分

買一套可以凸顯身材的目標服裝。《減肥達人》最初幾季曾經這樣做過，但我完全想不起來為什麼我們後來就沒做了。我們請參賽者挑選自己想穿的服裝，放在盒子裡展示給他們看，我沒說你需要在臥室裡為那套服裝騰出膜拜的空間，但也許你可以把它掛在門上，讓自己可以看到。每次你在思考要不要運動時，看一下那套服裝，想像自己穿上它，我相信它一定可以激勵你去運動！

像孩子一樣……2分

每次當我覺得做一套正規運動很折磨人時，我就想辦法**讓運動變得有趣**。我的訣竅之一是讓自己像個孩子一樣，去上滑雪課或衝浪課，或是去做槳板運動。你可以試試看，滑著滑板去上班，或騎單車去辦事，跟朋友去打保齡球等等，這樣玩樂對你的精神和身體都有很好的效果。

找人一起運動……2分

有時候運動會讓人感到乏味，加入社交元素後就比較有趣了。俗話說同病相憐——我開玩笑的！運動夥伴可以激勵彼此進步，如果你真的討厭運動，找個人互相安慰至少比獨自哀怨來得好。

以下是一些社交運動的方式：

- **找個運動夥伴**。你可以找你的同事、孩子同學的母親、鄰居、家人或好友。告訴他們你的健康計畫，看看有誰想加入你的行列。

- **加入跑步或單車社團。**這是認識新朋友、學習新運動，瘦身與維持身材的好方法。
- **尋找你附近有組織的健身活動，例如籃球賽或壘球賽。**上網搜尋，你會意外發現那些運動在成人之間有多熱門，多容易就可以找到社團。如果網路上或你附近都找不到吸引你的社團，你也可以自創社團。
- **上課。**健身課本身可以變成一種文化及社群，即使你沒想要加入這種社群，上課也是和別人競爭、維持動力和社交的好方法。

以裝備自我激勵……2分

送自己一個酷炫的健身器材，例如心率追蹤器、計步器或防水耳機。市面上有很多器材可以提供你訊息、激勵你、訓練你，讓你的運動變得更有效率或更有樂趣。很多器材能提供你各種生理數據，那可能很有激勵效果。BodyMedia臂帶會顯示你整天每分鐘燃燒的熱量，讓你自然而然的想要設定目標，如果你昨天燃燒了一千八百卡，明天可能就會想燃燒兩千卡。

你也可以從iTunes下載健身app。我的「瘦身方案」app提供你運動、食譜、卡路里計數器等等。我個人最喜歡的運動app是Strava（一種跟單車訓練有關的app）以及Running Coach's Clipboard。App提供無限多種選擇，例如瑜伽、皮拉提斯、舞蹈、體操、划船等等，任何你想得到的東西，應有盡有。

App和一些運動相關的小裝置可以提供你新奇的花樣，

使用它們會令你感到興奮，如此一來你就會想持續運動下去。例如，我的Strava app顯示我騎了多遠、爬了多高、花了我多少時間，下次當我再出去騎車時，就會想要打破我原本的最佳紀錄。

搭配音樂……2分

準備一套健身配樂，我是認真的。研究顯示，聽著喜歡的音樂運動的人，運動時比較賣力，時間也比較久，他們投入的心力比一般人多十%，耐力也多十五%。一項研究訪問了美國各地兩千人，有九十四%聽音樂運動的人說，他們絕對不會在沒音樂下運動。

同一項研究也發現，聽音樂運動的人，即使**沒心情**運動，在得知有音樂可聽的情況下，也比較可能去運動。顯然，音樂會阻止神經傳遞身體疲勞的訊號，讓我們覺得自己為運動付出的精力較少。

另外有一項衡量女性減重的研究也顯示，邊聽音樂邊健走的女性減去的體重和體脂較多，此外，聽音樂的族群持續參與研究的毅力比較長，中途退出研究的人數也比較少；我自己就有類似的經驗，好的音樂總是可以激勵我跑得更快、更久。

當然，你可以聽任何一種你喜歡的音樂，不過有一套建議提及，理想健身節奏是**每分鐘一百四十到一百六十拍**（BPM）。如果你不知道每分鐘一百六十拍是什麼樣子，可以到Runningplaylist.net上查。那上面有上百種曲目，從另類音樂到流行音樂都有，也會標示每首歌的BPM。此外，我每個月都會在我的網站上建立新的運動清單，我的事業夥伴強卡羅（Giancarlo）也同時是個DJ，他每個月都為我的臉書粉絲編一套可以免費下載的運動曲目，你一定要上去看看，把那些推薦歌曲存入你的iPod。

跟上流行……1分

嘗試一下時下流行的運動，比方說：鋼管舞健身、芭蕾瘦身、跳繩課、社交舞、打鼓課等等，以維持健身運動的新鮮感。

這樣的健身方式不僅讓訓練更完整，也避免無聊，並幫你用不同的方式訓練相同的肌肉，以獲得全新體驗，也幫你找到新的熱情所在，讓每次訓練都像一次小冒險。

瘦身迷思

某些訓練可能拉長肌肉？

簡明真相：成年以後，要再拉長肌肉是不可能的，肌肉有固定的起點和終點，即使你上完瑜伽課或皮拉提斯後，覺得肌肉更修長纖細了，那可能是因為你的身體變得更精實、更有彈性，而給了你肌肉更長的錯覺。

選前排……2分

上健身課時，別躲在後頭。上瑜伽課、皮拉提斯、飛輪之類的課時，選前排的位置，那會給你一點壓力，因為你必須為你身後的人示範，再加上老師可以直接看到你，你也比較不會鬼混。選前排的位置可以激勵你更認真，在你想要放棄時，讓你堅持下去。

拍照或錄影下來……1分

拍下你開始努力瘦身前、瘦身期間（每個月）、瘦身成功後的照片或影片。這點很重要，如果你以前上過我的課程，你就會知道我在DVD《身體革新90天瘦身》和著作《達成目標》裡都很堅持這點。

原因如下：這些照片可以**顯示你的進步有多大**。在瘦身的過程中，我們往往很容易忘記自己已經達到了多少成果。當你有一整週體重都沒變，或是需要參考標準時，你瘦身前的照片會提醒你努力到目前為止所得到的成果，提振你的精神，這會是你衡量進步及提醒自己當初為何展開新生活型態的好方法。

啟動獎勵計畫……3分

規劃一個當你目標達成時，打算去做的事情，讓你有所期待，以激勵自己努力達成。那獎勵可以是去海灘度假或去美甲沙龍享受一番。試著讓獎勵對應你健身目標的完成，例如，如果這週上健身房四次，週六就去美甲沙龍；如果減去九公斤，就去夢寐以求的海灘度假。想要維持動力，正面的誘因往往有很好的效果。

回饋……1分

我有很多朋友報名參加慈善單車活動或路跑活動。我參加了「抗癌馬利布鐵人三項賽」，有一位朋友參加了愛滋單車活動，還有另一位朋友參加了非營利組織Livestrong籌辦的一百六十公里單車募款抗癌活動。這裡的重點是，**報名活動**會讓你產生義務感，同時還能激勵你，因為你是為了某個理念而做。

參加比賽……1分

如今在健身界的一大趨勢，就是可以讓人測試自己運動能力和體力的健身活動。也許你已經聽過「騎士衝鋒」（Warrior Dash）、斯巴達比賽（Spartan Race），或泥巴煉獄（Tough Mudder）之類的健身活動了，你可能也會有興趣去試試其中一種。

這種活動的目的，是以特定的目標激勵你盡量發揮潛力，鞭策自己，挑戰極限。這類比賽不是每個人都適合參加，但適合目標導向及熱愛挑戰的人。你可以挑選一個比賽，開始進行賽前訓練，不過，一定要選有足夠時間去妥善訓練及準備的比賽。

把成果獻給某人……1分

這點對《減肥達人》的參賽者往往非常有效，我會請他們把運動的里程碑獻給對他們而言十分重要的人，以此做為內心的驅動力。你也可以試試看，為你的兒子慢跑一‧六公里，為你的伴侶做一套循環運動。雖然你應該一直把你自己和你的人生視為激勵你的最大動力，但你也應該記得，當你愈健康、身體愈精實的時候，你對你生命中最重要的人來說，也會是更好的母親、丈夫、家長、朋友、孩子、員工，以及面面俱到的人。

讓愛驅動你……2分

把關愛你的人給你的鼓勵貼在跑步機上，或是為你關愛的人拍張照，運動時就盯著手機上的照片看。我每次都是看著我小孩的照片運動，我用iPhone拍下他們的樣子，運動時拿iPhone來聽音樂，他們的小臉提醒我需要持續維持健康，才能陪伴他們好幾年。

循序漸進……2分

你還記得電影《天生一對寶》嗎？（如果你太年輕，

可能不懂我在暗指什麼，可惡啊，你們這些年輕人！）有時候你真的不想上健身房，可以跟自己稍微商量一下，允許自己今天只要在跑步機上跑個一・六公里，或是只做二十分鐘的循環運動就好，然後就動身前往健身房。一旦你到了那裡，身體動了一下，全身熱血沸騰，腦中自我感覺良好的化學物質開始流動後，你很可能會因此繼續做下去，比原本的計畫多做十五分鐘。

這種事情我看得可多了，一開始**先允許自己偷懶少做一點**，到最後你通常會比預期做得還多。

減重的加總計分

3分

- □ 讓它切身相關
- □ 設立目標
- □ 看看金字塔的威力
- □ 畫一幅畫
- □ 別追求完美
- □ 做好準備
- □ 公告周知
- □ 傳達需求
- □ 支持是互相的
- □ 清理門戶
- □ 設定界限
- □ 自我支持
- □ 聽仔細
- □ 啟動獎勵計畫

2分

- □ 改變用語
- □ 化負評為動力
- □ 尋求反饋
- □ 沉浸於瘦身環境中
- □ 以穿著激勵自己
- □ 像孩子一樣
- □ 找人一起運動
- □ 以裝備自我激勵
- □ 搭配音樂
- □ 選前排
- □ 讓愛驅動你
- □ 循序漸進

1分

- □ 脫衣服
- □ 有為者亦若是
- □ 自創口號
- □ 寫部落格
- □ 加入社團
- □ 美味烹調
- □ 跟上流行
- □ 拍照或錄影下來
- □ 回饋
- □ 參加比賽
- □ 把成果獻給某人

第五章的總分＿＿＿＿＿

我採用幾個祕訣＿＿＿＿＿

CHAPTER6

避開陷阱

痛擊窈窕路上的惡魔們

瘦身與追求健康的過程中，你是否曾經感到很不順利，困難重重？有時候的確會有這種感覺，在各種因素的夾擊之下——方便性、時間管理、預算、互相衝突的行程規劃，你可能會覺得瘦身很困難。你可以避開這些麻煩陷阱，運用適合的工具和對策，獲得你想要的結果。

在我們言歸正傳以前，我想先告訴你，遇到掙扎並沒關係。一般人遇到掙扎時，常會感到羞愧，彷彿自己有什麼缺失似的，很多人會有類似下面的不理性想法：「如果我堅強一點，就不會有問題了。」或「如果我更有紀律一點，就不會那麼遜了。」那些說法都是胡扯，掙扎是生活的一部分，關鍵是你如何因應掙扎。別誤會我的意思，堅強和紀律都很棒，但是如果你沒有正確的知識和資訊，還是可能做不好。所以在這一章中，我會教你以最有效的方法戰勝惡魔所需要的一切資訊。

我們先從最大的瘦身陷阱談起：飢餓和渴望。我會教你各種可行的步驟，幫你克服這些減重惡魔（除了手術和藥物這兩項我無法幫你以外——這兩項也很糟糕）。

因應飢餓感

先想清楚……3分

戒酒匿名會有個祕訣是：「**先想清楚喝酒的後果。**」也就是說，在喝酒以前，先想過如果你真的啜飲了一口，會發生什麼事。我發現用這一招來對付暴飲暴食也很有效，在你放肆大吃大喝以前，先徹底想清楚：你吃下食物五分鐘後會有什麼感覺？隔天會有什麼感覺？一年後呢？幾個月下來，吃下大量沒必要的卡路里，肥了四、五公斤？我每次這樣想以後，就會自動放下手中的叉子。

盤點……3分

很多人都會有**肚子餓的錯覺**，以為自己餓了，其實並不餓。當你不確定是不是其他東西刺激你進食時，請自問以下的問題：

1.上次進食是什麼時候？
2.我真的感受到頭暈、心情波動、肚子咕咕叫等等飢餓的徵兆嗎？
3.我是否覺得難以思考或難以下決策？脾氣暴躁？

如果你不到三小時前才吃了不少東西，身體又沒有飢餓的徵兆，很可能你並不餓！自問那是不是其他的事情造成的，是什麼情緒偽裝成飢餓感？你有壓力，感到無聊、寂寞或生氣嗎？寫下你的感覺及原因，然後試著以適切的方式解決實際的問題，而不是以吃東西來發洩。

檢查是否渴了……3分

缺水常偽裝成飢餓感。如果你感到飢餓，先喝杯水，確定你不是缺水，等**十五到二十分鐘後**，如果你仍覺得餓，再吃東西。原則上，先喝點東西再吃東西，也可以避免增加不必要的重量。

大聲說出來……3分

如果你即將吃下的東西會讓你事後感到後悔——例如一大包洋芋片，在你不知不覺吃光它以前，先停下來大聲說：「我吃這一大包洋芋片是因為我很無聊、難過、瘋了、（這裡可以插入任何情緒），我根本就不餓！我知道事後我會後悔莫及，我是在有意識下做出有害健康的決定，破壞我瘦身的希望。」

這樣做以後，你比較可能會改變心意。有時候把事實毫無保留的說開來，可以避免你無意間衝動行事，給你理性和邏輯上的支持。

瘦身迷思

有些食物有「負的卡路里」？

簡明真相：我們提過低熱量食物，那些是用來暫時墊肚子的好選擇。

這裡我們要破除的迷思是，有些人主張「身體消化食物時所消耗的熱量，比食物提供的熱量還要**多**，所以你愈吃那些食物，消耗掉的熱量就愈多」。那是假的，那些食物的熱量是很低沒錯，你幾乎可以想吃多少就吃多少，也不會發胖，但是消化那些食物並不會造成熱量赤字。

細嚼慢嚥……2分

《美國臨床營養期刊》顯示，細嚼慢嚥比狼吞虎嚥吸收的熱量**少了近十二%**，身體需要二十分鐘才會產生飽足感，你知道這個道理，但你可能沒想過細嚼慢嚥的好處，緩慢進食時，你讓自己有機會在多吃一片披薩前就感應到飽足感。你可以使用以下的簡單技巧，放慢進食的速度，幫你少吃點熱量，以避免發福：

- 用不習慣進食的另一隻手吃東西。
- 把食物咀嚼到像蘋果醬一樣。
- 每口食物之間啜飲一口水。
- 選擇比較費時的食物——例如帶殼的開心果，或是需要動手剝殼的蝦子。
- 把食物切成小口。

雖然有些技巧看似麻煩，或者讓你覺得做起來很蠢，但是一想到你在週五的晚上可以穿上火辣的洋裝出門，就不會嫌麻煩了。

無熱量食物……3分

你有沒有玩過一種遊戲，那遊戲問你：如果可以幫你實現一個願望，那會是什麼？我的答案永遠都是：吃我想吃的任何東西也不會發胖！

到目前為止，我還沒那麼幸運，不過這世上的確有無熱量的食物（至少是不會影響你腰圍的）。我指的是高纖、高水分、高養分、熱量極低的食物，身體消化它們所使用的熱量，**幾乎**跟食物本身的熱量一樣。你可以在餓的時候盡量吃這類食物，想吃多少就吃多少，也不會變胖——前提是不能淋上容易發胖的醬汁、油類或沙拉醬。

這類食物包括：

青椒	豆薯	綠花椰菜	芥藍	球芽甘藍
綠葉蔬菜	甘藍菜	萵苣	白花椰菜	蘑菇
西洋芹	豌豆	黃瓜	櫛瓜	草莓
菠菜	萵苣			

我知道，我把標題寫得好像我發現了零熱量的蛋糕似的，結果卻給你這些蔬菜，不過，這個建議幫我度過了無數飢餓的夜晚。

當我的胃口大開又正好要出門吃飯時，我會點三樣青菜，如燙菠菜佐檸檬汁、燙球芽甘藍（我通常都會蘸辣醬）、燙青豆，以及一大盤沙拉當主餐。接著我會吃光全部的食物，只吃一口甜點，這樣能讓我有飽足感，又不至於發胖。

瘦身迷思

運動讓你吃得更多？

簡明真相：很多研究發現事實正好相反，**運動反而會抑制食物的攝取**。2012年有一項研究發現：食欲荷爾蒙和大腦對食物反應之間的關係，端看你做的運動**類型**而定。2008年英國研究發現，心肺訓練在運動後的2小時，抑制飢餓感的效果比阻力訓練更好，因為做了心肺訓練後，會減少飢餓素和激素多肽YY（一種激發飢餓感的荷爾蒙）的釋放；但是做阻力運動時，只會壓抑激素多肽YY。

2012年發表於《應用生理學期刊》的研究發現，運動大幅減少我們對食物線索的反應。證據顯示，運動可以改變大腦某些部位看到食物的反應（那些部位稱為食物獎勵網絡），進而降低食欲。所以結論是：別害怕運動！它可以幫你吃得更少，燃燒更多的熱量。

記住原則……3分

抱歉，我又重複提起了，但這點真的需要一再強調，因為打破原則很可能會釀成大錯。絕對**不可以省略正餐**！尤其是早餐！

我在第一章的四四原則裡提過這點，省略掉一餐，會破壞血糖的穩定，那會壓抑意志力。從生理的角度來看，你會覺得食物變得更美味了，那當然會導致你吃太多錯誤的東西。不要那麼傻，千萬別省略正餐。

注意情緒……1分

研究人員指出，人在開心與滿足的時候，比較不會吃太多，一項研究探討心情對食物選擇的影響，結果發現生氣會促進衝動進食，以食物做為慰藉。另外一項研究觀察參試者看喜劇或悲劇時的情緒反應，結果發現看悲劇的人想吃奶油爆米花之類的舒心食物（亦即不健康的食物），而且吃下的量較多。看喜劇的人吃得較少，食物選擇也比較健康。

二〇一〇年英國南安普敦大學的研究發現，**負面心情會增加食欲**，也讓人想藉由吃東西來宣洩情緒，我相信你一定也經歷過那種情況，誰不曾有過呢？

我知道隨時保持快樂的心情並不容易，我們難免都有情緒低落的時候，但你可以盡量讓自己開心、多微笑，或做更多你熱愛的事情，這都有助於抑制食欲。維持更正面的態度不僅可以幫你減重，也可以避免復胖。即使在你最低落的時候，我相信只要你花點心思，都可以找到發生了哪些好事。在你吃東西抒解情緒以前，先把焦點放在今天順利的事情上，不見得要是大事才能讓你覺得好過一點。

盡力奔波……2分

《食欲》雜誌上的研究顯示，**散步十五分鐘**可以讓你擺脫想吃零食的念頭。下次你又想吃冰淇淋時，先去散步吧！遛狗十五分鐘，或是帶孩子在住家附近散步。如果你是住在紐約這種適合步行的城市，就走路去辦事，我不在乎你選擇做什麼，反正出去走走就對了！雖然研究是這麼鼓吹的，我自己也是拖了好一陣子才接受這個建議，但我試過以後發現，大多時候都很有效。如果你想抑制飢餓感，就動身吧——只要不是走去速食店或超市就好！

吃堅果……1分

在正餐前先吃五顆核桃或八顆杏仁（約六十五卡），以刺激膽囊收縮素（減緩胃排空的荷爾蒙）的分泌，這招可以讓你**延長飽足感**。不過，要記住一點，每顆核桃約十五卡，每顆杏仁約八卡，你必須把它們的熱量也計入每日的熱量限額中。

採用冷色系……1分

研究顯示，冷色系有助於壓抑食欲，暖色系可以增加食欲，所以速食店的主色調都是黃色、橘色、紅色，看看麥當勞的金色大M就知道了。

速食店用這招來破壞你的膳食計畫，賺你的錢，但你可以主動追求相反的效果，使用藍色的餐盤，以紫色的杯子喝飲料，把廚房變成綠色（牆壁也許不必漆成綠色，那可能有點過火了）。你可以擺綠色的餐墊，搭配藍色的盤子和餐具，那樣比較簡單。

眼不見，嘴不饞……3分

把食物移開至視線之外，那跟飢餓感比較無關，跟意志力比較有關。我們通常對眼前的食物難以拒絕，有時候即使我說我不餓，看到朋友在面前吃了起來，我又突然想吃吃看了。另一個更明顯的例子：鮑勃・哈珀和我經常在我們的化妝間裡放一包Newman's Own花生醬餅乾，那包餅乾如果放在桌上，我們一週就吃完了，但如果是收在櫃子裡，一個月也沒人碰，我們連包裝都不會打開。

切記 ***眼不見，心不念，嘴不饞。***

做好應急計畫……3分

我不知道你是住在什麼地方，但是我住的加州有「地震應急計畫」，我們知道大地震來時該做什麼，去哪裡，需要帶多少水、現金和罐裝食物。你應該像準備因應這類緊急狀況一樣，找出瘦身計畫會遇到的危險，事前防範。

以下是我希望你採取的步驟：

1.檢視你的生活，找出讓你陷入麻煩、破壞瘦身的事情。
2.把那些議題寫下來。
3.針對每個議題，規劃一套因應方案，以便問題發生時，你可以有因應措施，而不是靠吃東西來排解情緒。

例如，如果你壓力一大就吃東西，就列出食物以外的安撫方式（例如洗個泡泡浴，從iTunes買一些運動時適合聆聽的歌曲，或是投入你的嗜好）。如果你知道假期回老家會心情不好，害你以吃東西來發洩，就打電話跟好友聊聊，抒發情緒。如果你寂寞時會想吃東西，可以盡量約朋友出去，以免獨自一人待在家裡與冰箱做伴。俗話說：「沒有計畫，就是計畫失敗。」所以你應該**提早想好對策**。

跳過廣告……1分

快轉略過食物廣告（Papa John's的披薩廣告總是讓我很想吃），最好是完全跳過，或是利用廣告時間運動。現在節目的廣告時間約莫四分鐘，你可以在第一次進廣告時做捲腹運動，第二次進廣告時做弓箭步，第三次進廣告時做開合跳，最後一次進廣告時做伏地挺身。等你看完一個小時的節目時，你已經做了將近二十分鐘的運動，這對沙發電視族來說是很好的熱量消耗方式。

瘦身迷思

流愈多汗，消耗愈多的熱量？

簡明真相：流汗是身體降溫的方式，就只有那樣的功能而已。沒錯，你運動更賣力時，的確會燃燒更多的熱量；肌肉更用力時，心跳會加快。所以流汗愈多，可能會讓你以為你愈賣力，其實不見得。在有些情況下，可能正好相反。

熱瑜伽就是一例，高溫瑜伽學院指出，熱瑜伽課程是在攝氏40度下進行，那已經很熱了，但很多老師會把溫度調高到46度。雖然熱瑜伽已經流行一陣子了，愛好者也盛讚它的效果，但是在那種高溫下運動可能會讓你虛脫、脱水、頭暈、疲累，汗如雨下。相反的，當你在室溫下做瑜伽時，你可以用更大的強度做動作，雖然流汗沒那麼多，你消耗的熱量還是比熱瑜伽多，同樣的道理也可以套用在三溫暖或大熱天到戶外運動上。想要真正燃燒熱量，請盡量待在宜人的環境裡，這樣才能以最大的強度訓練。

加辣……1分

辛辣的食物可以增加身體的正腎上腺素和腎上腺素的濃度，加拿大的研究人員發現，吃開胃菜配辣醬的人，比不配辣醬的人**少**攝取兩百卡。《英國營養期刊》的研究發現，在食物裡添加兩茶匙乾辣椒粒的女性，白天攝取的熱量較少。當你點印度菜和中國菜之類的異國美食時，可以請店家加辣，你平時煮菜時也可以加點辣，以獲得同樣的效果。

練瑜伽……1分

練瑜伽可以減重，沒錯，那是真的。經常練瑜伽有助於抑制食欲，所以有減重效果。《美國飲食協會期刊》的研究指出，經常練瑜伽的人似乎比較注意飲食習慣，比較不可能大吃大喝或瞎吃，但科學家並未發現其他運動（例如走路或跑步）有類似的關連。這些研究顯示，學習透過瑜伽更了解自我，也會讓你更注意飲食習慣，促成更健康的選擇及減重。所以如果你想要控制隨便亂吃的習慣，每週運動課程中可以加入一兩堂瑜伽課。

先喝湯……2分

用餐前先喝一碗清湯、肉湯或蔬菜湯止飢，這樣做可以防止你吃太多。等十到十五分鐘以後再吃正餐，你可能會因此吃得比較少。

若是自己煮高鉀低鈉的蔬菜湯，可以用有機蔬菜，例如蘆筍、櫛瓜、四季豆、西洋芹，尤其是菜心。你也可以用各種綠色蔬菜——尤其是香菜，因為它們是天然的利尿劑。記得**不要加鹽**，而是添加黑胡椒、卡宴辣椒粉、薑黃、黃芥末粉、檸檬汁之類的天然調味料，為正餐先墊個底。

瘦身迷思

運動可以抵銷糟糕的飲食習慣？

簡明真相：你很可能吃掉了你的運動量。你在跑步機上跑一小時，可以燃燒五百卡，約莫是一片半的披薩。如果你想瘦身，必須兼顧正確的膳食和紮實的運動；如果只做其中一項，可能不會變胖，但也無法減重。

戒嘴饞

別把飢餓和嘴饞搞混了，這兩種截然不同，你可能不餓，但很想吃點甜食或鹹食。如果你把嘴饞當成肚子餓，你會一吃再吃來解饞，卻發現完全沒用。以下單元是專門用來對付嘴饞的，以免嘴饞壞了你的瘦身大業。

避免大吃大喝

玩零和遊戲……3分

想想你要消化的點心，再算算你**要運動幾小時**才能把那些熱量消耗掉。你可以查熱量計算app或隨身型熱量計算本，然後想像自己卯起來運動，每分鐘燃燒約十卡。例如：如果你吃下澳美客牛排館的炸洋蔥花球——熱量約一千八百卡，你需要至少以時速十一・二公里的速度跑約三小時，才有可能消耗掉全部的熱量，那幾乎就是跑馬拉松了！

我經常用這招來阻止自己，你會驚訝的發現它馬上就讓你打消念頭了。吃個大麥克要努力花個一・五小時做循環運動，我才不要咧！

午茶時間……1分

這招是超級名模娜歐米・坎貝爾分享的，她說消除飢餓感和克服嘴饞的最好方法是喝茶。這種方式有效的原因如下：第一，許多茶含了一點咖啡因，咖啡因是天然的食欲抑制劑。例如，綠茶已經證實可以抑制飢餓感，增加活力，提升四%的熱量消耗，也能增加脂肪氧化（亦即脂肪燃燒）的速度。花草茶（無咖啡因）也可以抑制飢餓感，因為有些花草的屬性有養護器官及提升代謝的功能。

以下是我的首選：

花草茶選項

1. **蒲公英茶**。蒲公英有抑制糖癮的效果，能促進新陳代謝、排毒、治療消化問題。你可以在食品雜貨店裡買到，或直接拿蒲公英根來泡。每天喝三次可有效抑制口欲。
2. **刺五加茶**。刺五加可以穩定血糖濃度，因此抑制口欲。有高血壓或焦慮病史的人需限制刺五加的用量，或找天然的替代物。這種茶在網路商店裡都可以找到。
3. **洋甘草茶**。這種甘草茶可維持健康的血糖濃度，減少對甜食的渴望，抑制飢餓感。
4. **山桑子茶**。山桑子可抑制口欲——尤其是在夜晚，因為它既不含咖啡因，又可以防止糖分誘發的口欲。山桑子跟這裡列出的其他香草一樣，有平衡血糖的效果，讓你減少半夜想吃點心的頻率。

含咖啡因的茶類選項

1. **綠茶**。這種神奇茶飲可以促進新陳代謝，燃燒脂肪，同時抑制飢餓感和口欲。研究也證實綠茶可以降低膽固醇，預防糖尿病和中風，避免老年癡呆症。
2. **瑪黛茶**。可抑制飢餓感，促進新陳代謝，減少疲勞。
3. **紅茶**。《美國營養學院期刊》的研究發現，紅茶可降低十%的血糖濃度並維持約二・五小時的時間，所以你會更快產生飽足感，也避免之後太快產生飢餓感。

以肉桂欺騙味蕾……1分

在任何東西裡都可以加肉桂，那對你很好，也有欺騙效果。因為我們常把肉桂和糖聯想在一起，食物加了肉桂以後，會讓我們**以為**吃了甜食及容易發胖的東西——即使我們並未吃那種食物。我常在蘋果醬和桃子上灑肉桂粉，我甚至教《減肥達人》的參賽者把肉桂加入希臘優格和碎杏仁中當點心食用，或是灑在咖啡或茶上面。

換口味……2分

什麼東西讓你心癢難耐？鹹食、甜食、香脆或酸的東西？還是高脂或高熱量的食物？如果你可以找出身體渴望的食物，就比較容易抑制那種口欲，或者以低卡的選項替代。例如，如果你渴望甜食，可以試試半個烤番薯或一片西瓜。如果你渴望香脆的食物，可以試著在蘋果上薄塗一層有顆粒的杏仁醬。如果你渴望鹹食，可以嘗試一百卡的Popchips健康薯片、海藻零食、烤散葉甘藍脆片，或是以西洋芹沾低脂瑞可達起司（可撒上少許卡宴辣椒粉或辣椒粉以增添風味）。原味爆米花也是健康、全穀類的纖維點心，真正讓熱量飆升的是額外添加的奶油和鹽分。

如果這種替代法還是讓你想吃披薩或布朗尼，切記，那也是一種選擇，但是關鍵在於控制分量。所幸，想要解饞不需要很大量，看下個祕訣就會明白我的意思了。

三口就好……3分

你可能已經發現，我不贊成完全忌口，我也不贊成過度放縱。為了找到中庸之道，我已經練就了一套口欲管理對策，那就是**吃三口就好**。

我是認真的，你想吃什麼，就只吃三口，然後就別再碰了，去做雜事或投入嗜好（參見下個祕訣），等個十到十五分鐘，你對那食物的口欲可能就消失了。當你吃第三口時，你可能會想全部吃光，覺得我肯定是個白癡，但我可以跟你保證，如果你能鼓起意志力，等個十五分鐘再回去看剩下的東西，你很可能會忘記你還想把那個東西吃完。

那就像飽足感一樣，身體需要時間消化糖分然後才能感到滿足，當你的身體知道它已經獲得解饞的東西時，就不需要吃完整盒餅乾或整杯冰淇淋了。

找事情做……2分

需要轉移注意力時，就找事情做吧！每次我在《減肥達人》的錄影現場為參賽者的事忙到焦頭爛額時，就一點也感覺不到飢餓。但是我在家工作時，幾乎每小時都覺得餓。你一忙起來，腦子就不會老是想著如何娛樂或迎合自己，我希望你花點心思維持忙碌（對有些人來說並不難）。如果你沒有工作，可以去當義工或投入嗜好，我不在乎你做什麼，只要維持忙碌就好了。切記，**「閒人容易魔上身」**。

善用鼻子……1分

以芳療來抑制飢餓感行之已久。你只需要倒出一～三滴的純精油，聞聞那香氣就行了，我甚至把精油抹在手腕和耳後，就像擦香水那樣。以下是芳療師建議的幾種瘦身香味：葡萄柚、肉桂、生薑、芫荽油。

聞香……1分

這是善用鼻子幫你的另一個訣竅。芝加哥嗅覺與味覺治療與研究基金會的艾倫・赫希博士（Alan R. Hirsch）讓三千位自願者聞蘋果和香蕉。他發現，參試者愈常聞食物的味道，愈不會餓，減重愈多。他的理論主張，食物的味道會**欺騙大腦**，以為你真的吃了那食物，因此幫你降低食欲。我自己試過以其他的美食做為抑制物（因為蘋果和香蕉不見得能提升我的食欲），成功率雖然不是百分之百，但有時聞了其他甜食的味道，就能阻止我吃下一兩塊布朗尼。

刷牙……2分

牙醫總是告訴你，吃完東西以後要刷牙，對吧？下次你覺得肚子餓或正想大吃大喝時，就去刷牙。這種快速、簡單又便宜的制止方式，可以避免你破壞膳食計畫。真的，你認真想想，刷牙後又吃糖似乎不太適合，對吧？你可以利用這點來幫你打消吃東西的念頭。我出差時會攜帶Wisps（看起來像迷你牙刷的拋棄型潔牙器），這樣一來，當我外出無法隨身攜帶牙刷和牙膏時，依舊可以潔牙。

消除隱藏的罪魁禍首……3分

你有沒有想過，為什麼食品廣告說「**你會一口接一口，愈吃愈順口**」？那是因為廠商在垃圾食物裡添加了鹽和味精，讓你吃得欲罷不能。這兩種成分是讓多數食物誘人的原因，所以別在食物裡加這些東西，改用檸檬、萊姆、醋、蔥或蒜、胡椒、辣椒、薑，或任何不會讓你一吃就停不下來的天然調味料。久而久之，你對鹽的依賴會消失，對食物的渴望會消散，你會變得比較不臃腫，血壓也可能降低！

壓力管理

壓力太大真的會要人命，置之不理可能會導致健康問題，例如肥胖、高血壓、心臟病和第二型糖尿病。壓力也會破壞荷爾蒙的穩定，讓身體進入求生模式，開始囤積脂肪、消減肌肉，破壞你的瘦身計畫。壓力還會讓人心情低落。不過，壓力是可以管理與縮小的，但你必須花心思努力去做。

你可能會想要跳過這一章，因為你忙瘋了，但是我告訴你，千萬不要跳過。長遠而言，你如何因應生活中過多的壓力，是影響瘦身的首要因素之一，也是你維持健康及避免疾病的關鍵。

冷靜下來

多睡覺……3分

睡眠是減肥的關鍵，每天睡七到八小時的減肥效果和努力運動是一樣的。每當我必須在睡六小時並做運動，或單純睡八小時之間二選一時，我都是**選擇睡眠**。聽我這樣講，你會覺得很瘋狂嗎？一點也不，原因如下：

我保證不談無聊的生物化學，所以我盡量簡單扼要地解釋。睡眠對荷爾蒙的平衡有很大的影響，睡眠時會釋放大部分的瘦身荷爾蒙——例如生長激素（燃燒脂肪，維持淨肌肉量）和瘦素（幫忙控制和調節食欲）。相反的，你不睡時，身體會釋放皮質醇（促進脂肪儲存）和腦腸肽（刺激食欲）之類的荷爾蒙。你曾有過前一晚睡太少，隔天覺得怎麼吃都吃不飽的感覺嗎？我就曾經這樣。事實上，梅約診所的研究發現，每晚少睡八十分鐘，會讓人隔天平均**多攝取五百四十九卡**，所以你應該考慮以睡眠為優先。

以下是幫你補充睡眠的方法：

- 早點睡。
- 別在床上工作，這種習慣會讓人疲累。有些研究人員主張，電腦螢幕的光線會刺激腦部，妨礙我們放鬆，這也呼應了下一點。
- 臥室要盡量昏暗。手機關機或留在其他的房間，別開著電視睡覺，安裝遮陽的百葉窗，這些都可以維持環境和睡眠的安寧。
- 如果你難以入睡或睡眠很淺，可以試著服用褪黑激素之類的補給品，幫你控制自然的睡眠週期。或是考慮一種鈣鎂混合物，名叫Calm（在亞馬遜網站可購得），我非常推薦這種產品，當《減肥達人》的參賽者感到焦急不安時，我就建議他們服用。
- 減少工作量。當你的大腦一直掛念某些事情時，就寫下你隔天需要做的每件事吧！這種方法讓我覺得事情比較不雜亂，壓力較小，因為我已經有計畫，也完全掌握了局勢。如此一來，我就能帶著條理分明的感覺上床睡覺，並準備好因應隔天的事情。

去度假……3分

去休個假，別以為你離不開工作。暫時擺脫常務可以幫助身體恢復體力，自我修補。匹茲堡大學的身心中心找來一千三百九十九位參試者做心血管疾病、乳癌、其他狀況的研究，結果發現休閒活動（包括度假）最能有效提升正面情感，減少憂鬱；其他的好處還包括**血壓較低、腰圍較小**。

女性從休假獲得的效益似乎特別好，二〇〇五年威斯康辛州馬仕菲爾德診所的研究顯示，休假頻率低於兩年一次的女性，比較可能會出現憂鬱症、壓力增加的情形，所以，好好休個假吧！

抒壓的食物……2分

信不信由你，有些食物的確有安撫神經、抑制壓力荷爾蒙的效果，也就是所謂的抒壓食物。盡可能把這些安神的食物加入膳食中：

- **富含維生素C的食物**。這類食物可抑制皮質醇（亦即讓**腹部囤積脂肪**的壓力相關荷爾蒙）。你可以在水中擠入一些檸檬汁、在沙拉中加入橘子片、早餐吃蛋配葡萄柚、自製莓果冰沙、在燕麥粥裡加入藍莓。番茄、甜瓜、番石榴、青椒、奇異果、櫻桃都是絕佳的選擇。
- **葉酸和維生素B群**。這些物質是促進血清素（令人感覺良好的荷爾蒙）分泌的關鍵。一定要盡量常吃富含這些營養素的食物。
  - 深色綠葉蔬菜、蘆筍、花椰菜、菜豆和扁豆、酪梨、葵花籽、秋葵、球芽甘藍裡都有豐富的葉酸。
  - 白鮭、貝類、蚌、蛤、牛肉、蟹、家禽和蛋類都富含維生素B_3、維生素B_6、B_{12}。
- **鎂**。缺乏鎂會導致情緒低落，難以因應壓力。
  - 杏仁、南瓜、南瓜子都富含鎂。

試試順勢療法……額外加1分

順勢療法是一種醫療體系，以「以毒攻毒」原則為基礎。基本上，採用順勢療法的醫療者認為，讓健康的人產生疾病徵狀的物質，可用來誘發人體的自然療癒系統，治療病人的疾病。信奉現代醫學的人可能會說這是騙術，但很多人極力推薦這種方法。我的看法是：如果有研究佐證這種療法（的確有），試試又何妨呢？杜克大學的研究發現，順勢療法有助於抒解壓力及治療焦慮症。

你可以尋找壓力處方（例如Hyland公司的Nerve Tonic或Boiron公司的Sedalia），小心依照指示服用——這點在使用順勢療法時非常重要。很多銷售順勢療法藥劑的商店裡，都有受過訓練的業務員，可以推薦藥物，你一定要好好詢問。如果你的預算比較寬裕，更好的方法是諮詢有執照的順勢療法專家。台灣目前的順勢療法尚不普及，對順勢療法有興趣的人，美國的全國順勢療法中心網站（www.healthy.net）可幫助你對順勢療法多一點了解。

多微笑……1分

微笑是一種雙向機制。我們放鬆與快樂時，會自然露出微笑；當我們微笑時，也會感到放鬆和快樂，這有點類似雞生蛋、蛋生雞。微笑把神經衝動從臉部肌肉傳到邊緣系統（大腦的關鍵情感中心），讓神經化學物質趨於平靜。

以上是科學家的學術說法，反正你只要盡可能多微笑就對了。我不希望你掩飾情緒或假裝，但是當你的大腦處於中立狀況時（亦即沒有特別的感受，不快樂也不悲傷），就想辦法微笑，改變心情。那樣不僅可以提振自己，也可以提振周遭的人。

大笑……2分

我相信你一定聽過「笑是最好的良藥」。請想想這句話：「笑對身體的正面影響。」你會發現它說的一點也不假。笑是最有效的抒壓劑，它可以在短時間內誘發身體的生理變化，刺激到心臟、肺臟、肌肉的血液循環，也會觸發肌肉放鬆，幫你抒解壓力。**笑可以減少令人肥胖的壓力荷爾蒙**（例如皮質醇和腎上腺素），同時刺激抒解壓力的荷爾蒙（例如腦內啡和神經傳遞物質）。笑也對身體的血液循環有利，降低罹患心臟病的風險。

研究顯示，每天開懷大笑十五分鐘對心臟的效益，就像每週做三次三十分鐘的運動一樣。長期而言，每天大笑一兩次可以強化免疫系統，降低血糖濃度，幫助睡眠。

這裡還有個額外的效益：**笑可以燃燒熱量**，你可以把大笑一場視為自然的運動。范德堡大學的研究人員梅西耶潔・布朝斯基（Maciej Buchowski）從熱量消耗的研究中發現，笑十到十五分鐘可以燃燒五十卡。笑不僅有益體重和健康，也讓人感覺良好。研究證實，看完令人大笑的喜劇電影後，血液循環和心率會增加，腦內啡也會大增。

每次你需要一點歡樂時，可以去看好笑的電影，或重看你最愛的電影，每次我都會重看《哈啦瑪莉》、《王牌大騙子》和《當哈利碰上莎莉》。你也可以看喜愛的脫口秀，艾迪・伊扎德（Eddie Izzard）和艾倫・狄珍妮（Ellen Degeneres）每次都能讓我捧腹大笑。你也可以多和有趣的朋友往來，我有一群朋友總是可以令我發笑。

如果以上的方法都無效，你可以參加愛笑瑜伽課，孟買的馬丹・卡塔利亞醫生（Madan Kataria）自創結合開懷大笑和瑜伽呼吸法的新奇點子，你會覺得很可笑，但我保證你也會忍不住笑開懷。如今在全球六十幾國，有六千多個愛笑瑜伽社團，那些社團都是免費的，由志願者經營。

肯定自我……1分

我在第五章提到自創口號，改變用語，現在我要你史都華．斯莫利上身，使用自我肯定的力量（Stuart Smalley，《週末夜現場》裡的虛構短劇人物，總是以自言自語的方式來激勵自己、肯定自己）。雖然這種方法聽起來很俗氣，但是肯定自我可以有效消除自我批評——亦即你腦中那個否定自己、老是做最壞聯想、讓你壓力大到不行的聲音。這些內在獨白對我們的生活可能有極大的負面影響。

自創簡短的正面說法，可以質疑、破壞、取代那些負面想法，以健康、正面的態度指引你邁向成功。下次你又覺得人生災難不斷時，就重複說十次：「**一切都會沒事的，我可以應付得來。**」切記，想法是有動力的東西，你可以善用它們來幫助你。

懂得拒絕……3分

想要迎合每個人，肯定會疲於應付而把自己累癱，自我設限是完全合理的，而且坦白講，你本來就應該設限。你不需要成為每個人眼中的英雄才有價值，我遇過的每位《減肥達人》參賽者都告訴我，他們從小就照顧全家，成年後持續照護其他人，很顯然的，這對他們並沒有好處，只讓他們忽略了照顧自己。

你必須學會說**不**，我知道這讓你覺得很不安，你覺得自己不可能拒絕得了別人，但是一旦你鼓起勇氣試過以後，你會發現世界並沒有因此停止運轉，相反的，你可能會覺得很棒，能留點時間改變自己。每次只要我犧牲自己去完成某件事時，事後總是會充滿怨念，例如因為事情排得太滿而錯過運動、犧牲睡眠。以下是兩個拒絕他人的簡單訣竅：

1. **態度同情但堅定。**這會讓對方覺得你是真的關心，但無法在壓力下屈服，顯示你不會改變心意。你只要說：「抱歉，我真的很想幫忙，但現在真的分身乏術。」
2. **你不見得要解釋。**講得愈精簡愈好，「我忙瘋了，我真的希望能幫忙，但實在沒辦法。」維持簡潔扼要，我們在腦中為拒絕他人設下太多障礙了。

切記，拒絕他人並不代表你難相處、愛衝突、自毀前程或無禮，那只表示你沒有時間罷了。好聲好氣地說，一切都會迎刃而解的。

香療……1分

這也是一種芳香療法，不過這次是用來放鬆自己。以下幾種精油都有舒緩的效果：茴香、羅勒、月桂、洋甘菊、尤加利、薰衣草、玫瑰、麝香。挑你喜歡的味道，放在床邊、桌邊的小托盤裡，或抹在太陽穴上，就可以馬上產生平靜的效果。

魚水之歡……3分

如果性愛在你生活中的重要性已經低到不能再低了，就把它變成首要之務吧！性愛可以改善人生的每個面向——身心靈都變得更好。

做愛可讓人更有信心，增進親密感，提升腦內啡的濃度（腦中令人心情為之一振的化學物質），是最好的全身鬆弛劑之一。它可以讓你心跳達到做心肺運動的水準，一次三十分鐘平均可以**燃燒兩百卡**，換算下來，每做愛十七・五次可以減半公斤，還不少呢！

研究人員發現，性愛也可以降低嘴饞的程度，刺激體內的化學物質控制食欲，因此幫你減少熱量的攝取。此外，因姿勢和習慣的不同，你也可以從頻繁的性愛中鍛鍊肌肉。我覺得在這裡列出各種性姿勢及對應的肌肉群可能太誇張了（雖然我真的考慮過），你可以多運用想像力、發揮創意，我相信除了可以享受性愛以外，全身也都運動到了，所以你還在等什麼呢？快去張羅吧！

交個新好友……2分

你不需要拋棄老友，但研究顯示，養寵物可以幫你減肥、降血壓、抒解壓力。這些可不是什麼微乎其微的額外效益，反而對你的減重影響甚劇。寵物對體重、血壓、壓力的影響，可能比吃藥的效果還好（這可能也是我養了三隻狗、兩匹馬、一隻鳥的原因）。

紐約州立大學水牛城分校的研究比較了兩組高血壓的紐約股票經紀人，一組沒養寵物，另一組在沒養寵物五年後開始養狗或養貓。結果發現，養寵物的人血壓和心率較低。研究學者發現，**用來控制血壓的藥物還沒有養寵物來得有效**（這個研究最棒的一點是，沒養寵物的那群人在聽到研究結果以後，很多人也開始養寵物了）。

密蘇里大學哥倫比亞分校的研究發現，肥胖、久坐的人每週遛狗五天，每次二十分鐘（可以是遛自己的狗或別人的狗），比獨自散步的人減去更多重量，他們在一年間**即使沒改變膳食，每人可多減六．三公斤**。加拿大卑斯省維多利亞大學的研究發現，三百五十一位參試者中，養狗的人平均每週走路三百分鐘，沒養狗的人只走一百六十八分鐘。

我提供的研究可能已經比你想知道的還多了，很抱歉對你疲勞轟炸這些資訊，但我對這點相當有興趣。如果你已經有寵物（狗或其他動物），你已經知道你的生活中少不了牠，如果你沒養寵物，可以考慮**領養**一隻。你可以拯救一條生命，那也對你的健康、心靈及腰圍都有幫助。

冥想……1分

冥想已經證實對健康有很多的效益，可以平靜心靈，抒解壓力。那需要運用腦中的自我調節系統和自我追蹤機制——亦即前額葉皮質（幫你做精明選擇）和前扣帶迴皮質（幫你辨識你何時在做這些選擇，何時不是）。你愈常啟動這些系統，它們的功能愈強，你會變得更平靜，比較不會衝動行事。**經常冥想可以幫你培養意志力。**

以下是簡單的練習：這一週每天打坐五分鐘。確切來說是什麼意思呢？靜靜地坐著，閉目養神，**專注於呼吸**。吸氣時盡可能深深地吸入，呼氣時從鼻子呼出，感覺到吸入的空氣充滿了肺臟，鼓起了肚子，接著呼氣時像氣球一樣消氣。一開始這樣練習時，你可能會覺得五分鐘很漫長，你要努力撐過去，大腦可能會想要放空，那沒關係，只要把它拉回到呼吸上就好了。冥想結束時，你會很訝異自己變得多放鬆。多做幾次以後，你會覺得愈來愈容易。

尋求協助……3分

美國人以特立獨行自豪，但是這種態度其實對我們沒什麼幫助。研究人員預期，二〇三〇年以前，七十五%的美國人都會是肥胖的，癌症和心臟病的比例也都會增加，所以我們顯然需要想辦法解決這個問題。當然，如果只是尋求協助，問題並不會就此消失，但是大家一起解決，肯定能減少問題。我們是社群的動物，在相互合作、欣賞彼此的獨特知識及優點的團體裡，我們表現得最好。每個人偶爾都需要協助，而認為自己值得獲得協助又勇於求助的人，可以獲得最大的效益。

如果求職讓你覺得壓力很大，你可以請社交圈的人幫你探聽機會及牽線。如果你在養成膳食或健身習慣時感到非常辛苦，得不到想要的結果，可以請教那方面的專家，或是瘦身成功的人，請他們給你一些資訊和建議，指引你往正確的方向努力。如果你一想到上健身房就畏縮，可以請你的伴侶或好友陪你去，幫你消除不安。

些許的幫助可能有很大的效果。別人不見得能事事迎合你，但如果你不問，便永遠也得不到幫助。即使你向自己的圈子尋求幫助時，只有一半的時間獲得協助，那對你的瘦身生活仍有極大的影響。

「我沒那個預算」

大家常以沒錢做為不追求健康的藉口，把日益中廣的身材怪罪於預算限制上。我認為，現在買廉價的食物，將來會讓你在健康照護上付出更大的代價（我前面提過，醫療議題是導致美國人破產的頭號原因）。但我並不是對財力負擔問題毫不在乎，以下的祕訣能教你如何省錢並且同時瘦身。

注意，我並未幫以下的祕訣設定分數，因為它們對你的瘦身沒有直接的影響，唯一的例外是「運動節約祕訣」，因為那會影響你運動及追求成本效益的能力。為了瘦身，你不需要收集優惠券，但是如果預算對你來說是一種阻礙，這個單元可以幫你克服那些障礙。

食物節約祕訣

買冷凍蔬果

我一直告訴你要買新鮮的食物，但是這個原則有個例外：你可以買冷凍蔬果，冷凍蔬果不僅比較省錢，其實**營養素也比較多**（因為它們在養分氧化以前就冷凍起來了）。切記，蔬果跟人一樣，熟成的時間過得愈久，失去的維生素和礦物質愈多。

買散裝貨

從散貨箱購買穀類、豆類、堅果、香料、麥片。許多超市都有這種散裝販售點，那可以幫你省錢，因為你不需要為食品廠支付包裝成本，也比較環保。最划算的散裝食物是穀類和豆類。最近一項研究比較了散裝食物和各大品牌，結果發現散裝的長糙米比盒裝的長糙米每磅便宜一美元，散裝的扁豆每磅也便宜八十美分。散裝黑豆每磅九十九美分，盒裝每磅二・一九美元。燕麥片每磅六十九美分，知名品牌的盒裝燕麥片是二・九二美元。而且，買散裝貨時，你想買多少就買多少，你可以自己**掌控購買量**。

大量購買

好市多之類的量販店可以用折扣價出售商品，因為它們是大量採購及大量販售。唯一的問題是，如果你沒打算吃二十片雞胸肉或兩、三公斤的蘋果，這些容易腐敗的食物可能就浪費了。解決之道很簡單：冷凍起來，要吃的時候再解凍；如果是蔬果類，可以找朋友合購，再均分價錢和商品。這樣一來，你可以享受折扣又不會浪費。

買無牌食品

不要被知名品牌的昂貴行銷給騙了，無牌及超市的自有品牌比大牌子便宜，品質通常差不多，因為你不需要支付第三方（知名品牌公司）的利潤。

節省

剪優待券。在過去，有機與健康食品的優惠券很少，但現在不同了。許多連鎖

> **瘦身迷思　美生菜和其他綠色蔬菜一樣有益健康？**
>
> **簡明真相**：美生菜有多達95%都是水分，纖維、維生素和礦物質都比深色的綠葉蔬菜少很多。你可以把美生菜改換成芝麻菜、菠菜、羽衣甘藍、蘿蔓生菜，為你的沙拉增添最多的營養素。別忘了，生菜愈綠，養分愈多。

超市也開始推出有機食品，並經常推出優惠DM。你可以上你常去的幾家有機食品商店網站，網頁會不定時推出最新優惠活動或折價卷，你可以列印出來，帶去超市購物。

去農夫市場買

因為農夫市場的運輸、包裝、廣告成本最低，食物是從產地直送，你付的價格也比較低。農夫市場的有機食物可能比超市的非有機食物貴，但它還是比你在超市買的有機食物便宜。

自己種

這是很顯而易見的建議。六呎見方的土地（180公分×180公分）每年可以種出多達四十五公斤的作物，我之所以知道這個數字，是因為我在自家後院就是這樣做的；你種的食物是純天然的，而且幾乎是免費的。

如果你要跟我抱怨你住的地方氣候太糟，你可以把作物裝入罐子或瓶子中，在收成差的淡季食用。

上網選購

健康的瘦身食物在網路上買往往會比較便宜，因為你不需要支付市場上昂貴的上架費。別忘了上網去查你家附近販售有機產品的網路市場清單。順道一提，你不見得要找專門的有機市場，現在就連亞馬遜也有提供較便宜的網路價。

付現金

研究顯示，當我們以現金購物的時候（尤其是買垃圾食物），通常花費較少。康乃爾大學在《消費者研究期刊》

中發表的研究指出，付現和刷卡的消費群在「健康」食物（例如燕麥片、無脂優格）的花費差不多，但是付現的消費群改用信用卡消費時，在垃圾食物上的花費多了四十二%。所以，快剪卡吧！

如果剪卡這招太衝動了，可以試試我年輕時用過的一招：我把信用卡冷凍在一碗水中，只有在緊急的時候才會拿出來使用。信用卡仍在，但是冷凍起來以後，大幅降低了我超額消費及衝動購物的能力，因為我是用辛苦掙來的現金支付的。

加入食物合作社

食物合作社是會員共同擁有的事業，以折扣價提供蔬果及其他產品給會員。多數產品是有機的，來自在地的家族農場。你只需要報名及支付一些費用就行了，自願工作的合作社會員可能獲得額外的折扣。如果你住家附近沒有食物合作社，你又有時間，想要這麼做，你可以自己成立一個。

加入團購

團購成員大量採購食物及其他的瘦身商品，再分給成員，購買價可比零售價少三十%到四十%之多。你可以向附近的合作社詢問自己組團購買的事宜，或是詢問附近的天然食品店是從哪裡採購食物的，然後直接聯絡經銷商。

貨比三家

購買健康食物的資源和地方很多，你可以四處比價。例如，在某些超市販賣的有機嬰兒食物會比附近的超市便宜。出門購物前先做功課，看看哪一家的價格最划算。

不買垃圾物品

我可以跟你打賭，你每週至少買了二十美元的垃圾物品是你不需要的，你其實可以把那些錢花在健康的瘦身食品上。現在是重新檢視每週花費習慣、戒除不必要開銷的時候了。例如：

1.你花多少錢買八卦小報及雜誌？那種東西每本約三到五美元，你可以上網讀，而且是免費的。
2.你每星期去幾次咖啡店？咖啡店的飲料一杯約二到五美元，如果你每天花二・七五美元買一杯咖啡，一年要花七百一十五美元，等於一週可以花十四美元在比較健康的食物上。你可以在家或上班地點沖泡咖啡，把錢花在有益瘦身的生活型態上。
3.你還記得我在第一章談「飲料的基礎常識」時，提到健康飲料的攝取嗎？別再浪費錢買瓶裝水、果汁、汽水了，那些都是不必要的開銷，更糟的是**還會讓你發胖**。
4.別偷懶。想去哪裡，就步行或騎單車，這樣做可以幫你省燃料費、公共運輸費，甚至停車費，一般車主每年花在停車的費用高達上千美元。最起碼，你可以把車子停在自動停車場，然後步行到目的地。你多走的那些路只會讓你更接近瘦身的目標。
5.跨行提款的費用積少成多，即使只領一千塊，每次提領也會扣掉些許手續費。每週去銀行領出需要的生活費就好了，以免被扣除不必要的費用。

這類資訊我說也說不完，但是最終責任還是落在你身上，你需要好好檢視自己的荷包有什麼破洞，止住失血，積極的把那些錢省下來花在有益健康的事物上。我說過，**生病和肥胖的代價都很昂貴**，窈窕的人使用的醫療較少，除了定期的身體檢查以外，也比較不常看醫生。他們比較不像肥胖者那麼容易衰老、得到危及生命及傾家蕩產的疾病（例如心臟病或癌症）。

運動節約祕訣

愛用二手貨……1分

以便宜的價格購買二手的運動DVD或運動器材，亞馬遜的網站上可以找到很多。

雇用專家一次……1分

我在第五章談「尋求反饋」時提過一次，但這裡提的意義稍微不同。這裡的目標是為了省錢，找教練訓練一次，效益可以延長很久。投資專業一次，可以幫你避免浪費錢買不需要的健身產品。

多動身體……1分

我在第二章談過運動。使用自己的身體重量來運動不僅方便，有益健康，也是**免費的**！請參考第二章的身體運動祕訣，讓你不花一毛錢就能獲得絕佳的訓練。此外，你可以出外走走，爬山、爬樓梯，或是慢跑。

如何兼顧孩子和運動

我對孩子的愛，遠超過這世上的任何人及任何事物，但是有個不得不面對的事實：家有幼兒又要維持窈窕並非易事。以下是我有兒女後採用的一些祕訣。

跟孩子一起運動

一起出外運動……2分

如果你有孩子，可以和他們一起運動。如果你的孩子還小，可以把他放在慢跑嬰兒車，推著去慢跑；放在單車的邊車裡，騎單車出門；或是放在嬰兒揹帶上，背著他去爬山。我曾經把女兒放在槳板上（當然為她穿了救生衣），帶著她去做槳板運動。孩子會很喜歡和你一起度過的時光，你不僅提早為他們樹立了好榜樣，也可以燃燒熱量。

玩樂……1分

你曾經和兩、三歲的孩子玩抓鬼或捉迷藏的遊戲嗎？曾和孩子在操場上玩耍嗎？那會消耗你的精力，幫你燃燒熱量。如果你的孩子大一點了，你可以跟他們一起玩遊戲、打籃球、玩接球、騎單車、去溜冰。

你知道我很贊成**玩樂**，你可以把玩樂變成親子同樂的時間，你們會玩得很開心，而且，你會很訝異自己在運動的同時抒解了多少壓力。

一起在家運動……3分

前面提過買健身DVD的好處，但是買了不看也沒有用。家裡有小孩需要照顧時，要跟著DVD運動並不容易，你可以試著讓孩子跟你一起運動，很多媽媽把運動時，小孩模仿教練、對她們發號施令的可愛模樣拍下來寄給我。孩子們覺得那樣很有趣，你也可以趁機消耗熱量，是雙贏策略。

瘦身迷思 **熱水澡可以避免肌肉酸痛？**

簡明真相：你想削減肌肉酸痛時，應該使用冰塊或冷水。當你運動時，血管大開，運動完後會維持那狀態至少一小時。當乳酸之類的廢物透過擴張的血管進入肌肉時，會讓人感到酸痛。低溫會收縮血管，減少那些廢物的囤積。

帶孩子去健身房……3分

加入有托兒服務的健身房，做重量訓練時，孩子可以自己玩樂。多數健身房都有這類服務，你可以好好利用。

不帶孩子一起運動

多工並行……1分

一邊踩踏步機，一邊回電子郵件；一邊使用橢圓機，一邊開電話會議；一邊騎健身腳踏車，一邊讀商業文件。這是**情非得已**的對策（我還是希望你可以專注以最適當的強度做運動，以獲得最好的效果），不過有時候我自己一忙起來也別無選擇，只能這樣做。你可能也是如此，這招就是俗話說的「有做總比沒做好」。

找人輪替……3分

如果你有伴侶，你們可以輪流照顧孩子。這招對我和另一半很有效，這也讓我們有點空檔獨處，恢復理智。她去做瑜伽時，我照顧孩子，稍晚或是隔天就換我去騎單車或跑步，她來照顧孩子。如果你沒有伴侶，可以找朋友幫忙，互相幫忙照顧孩子，一起追求健康。

請媽媽幫忙……3分

誰跟你一樣愛你的孩子呢？你爸媽！這就是上天賜給我們祖父母的原因，真的！如果你的父母健在，或家人就住在附近，可以請他們每週幫你照顧孩子一次，讓你去運動。他們有機會和孩子培養關係，你有機會健身，大家都會很開心。我很幸運，我母親總是很樂於在週日下午幫我帶孩子，感謝老天！

偷偷來……3分

早起，趁孩子還在睡時做運動——這是我永遠做不到的，但是如果你是晨型人，這招很有效。只要播放運動DVD就可以開始做了。如果你家裡有運動器材，也可以好好運動一番。

若你跟我一樣，不適合早上運動，也可以等孩子睡了以後再運動，我自己做過，效果很好。晚上七點多我把孩子送上床後，就播放運動DVD，開始揮汗，之後再吃晚餐。這不是我最愛的方式，但有時候當其他的方法都行不通時，這是幫我達到一週運動四到五次的方法。

克服時間限制

另一個大家常用來解釋隨便亂吃或不運動的藉口，就是沒時間。你已經有解決這個問題的答案了，因為我在這本書裡已經提到好幾次，你可能會注意到書中的很多建議有多重的功能。

為了避免內容一再重複，我在這裡強調了幾個克服時間限制的訣竅，讓時間限制不再是藉口。順道一提，這些重複的訣竅在這裡就不另外計分了，在前面談該如何擠出時間運動，以及忙碌時如何攝取健康食物等相關單元中已經計分過了。

四處奔波時燃燒熱量

1.利用中午休息時間運動。

2.家裡設置健身房或使用健身DVD，在上班前或下班後迅速運動三十分鐘。

3.使用一一三頁和一四五頁的NEAT訣竅。

4.在辦公桌邊運動，講電話時站起來走動。

5.如果你有孩子，可以跟他們一起運動，或請親友每週幫你看顧孩子幾次，讓你有機會去運動。

6.用最適合你的方法安排運動時間，例如行事曆、手機的鬧鈴功能。就像面對其他的**約會**一樣，把運動當成重要的事物來看待。

7.利用週六和週日好好運動。

8.看電視時，趁廣告時間做運動（不過，如果你有時間看電視，就一定有時間好好做運動）。

匆忙時的健康膳食

1.自己帶午餐。
2.隨身帶著健康點心（你可以自己買個小冰箱或小冰袋，這沒有藉口）。
3.把提供健康餐點的餐廳資訊輸入電話中或寫下來，以便隨時查閱。忙起來沒時間多想時，可以馬上去買一份瘦身餐點；你可以先打電話過去點餐，再去店裡外帶。
4.外食的時候，可以修改你點的東西，從餐廳的選項中自己配一套健康餐點。

取用不便？

就像時間限制一樣，我在前面幾章也提過取用方便性的問題，但是如果你之前看那些建議時沒想到它們的雙重效益，我在這裡迅速的複習一下（這些訣竅就不重複計分了，因為前幾章已經算過了）。

運動

1.在家裡設一個健身房。

2.善用在地的環境，例如跑步及爬山路線，公寓、居家或飯店的樓梯。

3.帶DVD及運動彈力管一起出差，即使附近找不到健身房，你也可以運動。

4.別讓外頭糟糕的天氣阻礙你運動，那藉口完全站不住腳。如果你非常熱中於戶外活動，可以試試以下運動，幫你在冬季依舊維持健康，避免冬天體重增加。

- 在商場裡走動，或買健身房的冬日通行證，直到你可以恢復戶外運動為止。
- 到市內游泳池運動，改變你使用泳池的方式，買

瘦身迷思 **空著肚子去運動可以燃燒較多的脂肪？**

簡明真相：不要空著肚子運動。空著肚子運動時，精力較少，可能會消耗肌肉組織。運動時，身體需要一定的糖分當燃料，當你沒有足夠的血糖，或肌肉裡存的糖分不夠時，身體會把肌肉組織變成能量。此外，你運動愈賣力，燃燒的熱量和脂肪愈多，如果你沒進食，可能運動不會很用力，所以，最好在運動前約一小時，吃點有醣類和蛋白質的東西，例如乳清蛋白沖泡粉，或是蘋果塗杏仁醬。

深水浮力帶，做深水跑步，那會是你做過最有挑戰性的運動。

- 套上雪鞋（我自己沒做過，也沒認識任何人做過，但聽說這是很好的運動）或越野滑雪器材（這比較實際），去戶外做心肺運動，鍛鍊下半身，每半小時約可多燃燒二百六十三卡（以體重六十五公斤的女性來說）。

膳食

1.上網買健康的食物，現在每個連鎖超市都有提供網路購物，就連沃爾瑪和亞馬遜也有這種服務了。

2.如果出差的地方只有便利超商，記得找起司條、水煮蛋、健康的能量棒、堅果類。

3.在容易令人發胖的餐廳裡，挑最健康的選擇，自己修改配菜以滿足你的瘦身需求。

4.差旅時，上網查或使用智慧型手機上的定位功能找出附近的餐廳、小吃店、咖啡廳等等，你就知道附近有哪些用餐選擇了，你絕對**沒有**理由說：「我不知道去哪裡吃健康的食物。」

減卡祕訣

不要買以餅乾甜筒裝盛的冰淇淋，改買杯裝的。

減121卡

突破減重停滯期

我想你已經等我談這個議題很久了，我們這就來談吧！其實我不相信有減重停滯期這回事，為什麼？因為根據我的經驗，一個人進入減重停滯期時，九十%是因為他吃太多，沒追蹤熱量，或是因為運動的強度或頻率，或者兩者都衰退了。

在一種很**罕見**的情況下，減重停滯期是真的：你已經減了很多體重，你的能量攝取大幅減緩，能量消耗因運動而增加，身體可能出現驚慌反應而踩煞車。生理上，你的身體可能誤以為你快進入饑荒階段，所以自動釋放荷爾蒙來減緩你減肥的速度，以幫你維生。以下是盡速解決這個問題的最佳方法。

微調進度

調查停滯期的原因……3分

打開筆記本，寫下過去三天你吃了什麼，看看你是否不小心多攝取了熱量，吃太多了。如果是，這很容易解決：稍微減少食量。

提高熱量攝取……3分

如果你做了適度的調查，發現你沒吃太多，卻還是進入減重停滯期，你需要**提高**熱量的攝取。以下是做法：把下週的第一天設為高熱量日，攝取兩千卡，後續的六天則增加原本的十%。所以，如果你進入減重停滯期時是攝取一千兩百卡，高熱量日之後的六天，每天都要攝取一千三百二十卡。這可以讓身體知道你不是在挨餓狀態，它便會恢復燃燒脂肪的模式。

我知道，要你增加熱量的攝取可能會讓你嚇一跳，但我是這方面的專家。即使我的方法真的錯了（我當然沒錯），你也不過是在一週內多攝取了一千七百卡而已，那相當於四分之一公斤。所以深呼吸，放輕鬆，照我的話做吧！

瘦身迷思 **斷食減肥法可以幫身體排毒？**

簡明真相：每次我聽到減肥法和「斷食」扯上關係時，就忍不住發笑。唯一能幫你排毒的方法是吃潔淨的食物，喝乾淨的水。別再吃垃圾食物，開始吃潔淨的食物，就那麼簡單！
研究顯示，腎臟和肝臟就足以幫你分解身體的毒素。以為結合輕瀉茶、檸檬水、糖漿、卡宴辣椒粉，以及鹽水就能幫助身體「排毒」，永遠減肥，那不僅是相當錯誤的觀念，也會造成反效果，長期下來甚至可能對身體有害。

別減肥過度……3分

這點適用於只需減不到五公斤的人身上。很多人有時減重太努力，吃得太少，運動太多。你需要了解，從生理觀點來看，為了虛榮而減重和減去不健康的體重完全是兩回事。當你肥胖時，身體想減重，但是如果你想變成穿2號size衣服的身材，而不是6號，你的身體可能不願配合，因為有點肉會比較健康；從演化的觀點來看，萬一碰到饑荒，那將是身體的理想狀態。你我都知道饑荒不太可能發生，但你的身體和基因還沒有跟上現代的思維。

關鍵在於每天的熱量赤字**最多不超過七百五十至八百卡**，例如，如果你一天燃燒兩千五百卡，你一天攝取的熱量就不要低於一千七百卡，如果你不確定自己的活躍代謝率，請看第一章的「赤字生活」。這樣才不會讓你的身體陷入驚慌，以為它正處於飢餓狀態，而切換成脂肪儲存模式。

混合……3分

如果你在健身房的運動一成不變，做同樣的運動好幾週了，可以嘗試改變運動方式。切記，身體是很有效率的機器，很快就會習慣外部刺激，當你愈來愈精實時，原本要花很大精力才能完成的運動，現在不太需要花那麼多力氣，因為身體已經習慣了，所以更擅長做那樣的運動。別忘了至少**每兩週**要改變運動內容，以免習慣成自然。

調整強度……3分

這有點麻煩，因為你必須自行判斷。你需要衡量方向以調整運動強度：你可能需要多運動幾天以調高強度，或是多休息幾天以降低強度。

至於怎麼判斷，以下是方法：如果你很努力運動，經常感到疲累，在健身房裡的績效也下滑了，那表示你運動過量，需要休息幾天（順道一提，如果你照著第二章的指示做，應該不會發生這種情況）。相反的，如果你做同樣的阻力運動，維持一樣的心肺運動強度，運動完後不覺得疲累或酸痛，那你就需要提升強度，跑得更快、舉得更重，伏地挺身時以手和腳支撐身體，而不是以手和膝蓋支撐身體。懂了嗎？很好！

減重的加總計分

3分

- ☐ 先想清楚
- ☐ 盤點
- ☐ 檢查是否渴了
- ☐ 大聲說出來
- ☐ 無熱量食物
- ☐ 記住原則
- ☐ 眼不見，嘴不饞
- ☐ 做好應急計畫
- ☐ 玩零和遊戲
- ☐ 三口就好
- ☐ 消除隱藏的罪魁禍首
- ☐ 多睡覺
- ☐ 去度假
- ☐ 懂得拒絕
- ☐ 魚水之歡
- ☐ 尋求協助
- ☐ 一起在家運動
- ☐ 帶孩子去健身房
- ☐ 找人輪替
- ☐ 請媽媽幫忙
- ☐ 偷偷來
- ☐ 調查停滯期的原因
- ☐ 提高熱量攝取
- ☐ 別減肥過度
- ☐ 混合
- ☐ 調整強度

2分

- ☐ 細嚼慢嚥
- ☐ 盡力奔波
- ☐ 先喝湯
- ☐ 換口味
- ☐ 找事情做
- ☐ 刷牙
- ☐ 抒壓的食物
- ☐ 大笑
- ☐ 交個新好友
- ☐ 一起出外運動

1分

- ☐ 注意情緒
- ☐ 吃堅果
- ☐ 採用冷色系
- ☐ 跳過廣告
- ☐ 加辣
- ☐ 練瑜伽
- ☐ 午茶時間

- ☐ 以肉桂欺騙味蕾
- ☐ 善用鼻子
- ☐ 聞香
- ☐ 多微笑
- ☐ 肯定自我
- ☐ 香療
- ☐ 冥想
- ☐ 愛用二手貨
- ☐ 雇用專家一次
- ☐ 多動身體
- ☐ 玩樂
- ☐ 多工並行

加分題：1分

- ☐ 試試順勢療法

第六章的總分________

我採用幾個祕訣______

CHAPTER 7
加強瘦身法
幫助瘦身的小技巧

本章將教你透過飲食、運動，甚至穿著，來讓自己看起來更加窈窕的創新方法。很多點子可能乍聽起來有點怪，有些聽起來可能甚至有些荒謬，但這裡的點子都是安全的，而且很有效，我保證！（你也會看到一些比較普通的訣竅，由於難以歸類在前面幾章，所以收錄在這裡，以提供你更多的瘦身工具。）

本章的目的是要給你更多的優勢。我一輩子都在想辦法突破現狀：不是因為我很叛逆想自創一套方法，而是因為我喜歡把自己視為有遠見的人（亦即極沒耐心的人），我想找更快、更有效的方法來訓練與轉變人體。雖然每天都有新的研究出現，我相信我已經在書中收錄了所有頂尖、新奇、強大的瘦身方法，而這一章正是最後的壓軸。

我們先從基礎講起，接著從大家比較熟悉的方法講到比較新穎、少見、頂尖的資訊，希望你喜歡這些加強版的瘦身技巧。

窈窕生活

窈窕祕訣

別再縱情享樂……3分

我是說真的，你應該好好長大了，把那些玩樂之心留在大學社團裡吧！吸毒、抽菸、酗酒一點都不酷，那些東西根本就是一場悲劇，不僅如此，過度的縱情享樂一定會破壞你的健康和代謝，害你發胖。你應該拒絕邀約，追求更美好的人生。

定時秤重……3分

磅秤可能是很多人最大的夢魘，那很正常。磅秤常遭到濫用或誤用，又告訴我們不想面對的體重數字，但是話說回來，如果使用得當，磅秤可能是最有價值的減重工具之一。你可以把它想成羅盤，它可以讓你知道你何時體重控制得不錯，採用的方式正確，或者何時體重控制不佳，需要改變方法。

切記，**不要天天秤重**。你的體重不只會每天改變，在一天之中的不同時間點，也會因為體內液體的波動而產生變化，你可能某天晚上吃了泡菜，隔天便因為泡菜裡的鈉而胖了半公斤——別忘了，鹽會讓人水腫；又或者你還沒上廁所（我知道，提到這點總是有些倒胃口，但我還是得說），那也會讓你的體重增加。

太常秤重的問題在於，一天內磅秤的數字會不斷地波動，讓人心慌，容易令人氣餒及過度焦躁。磅秤的最佳使用法是**一週秤一次**，使用同一個磅秤，固定每週的同一天、同一時間，如果你是選週五早上九點量體重，那就是你每週的秤重時間；這種一致性可以提供較精確的數字，等一週再秤，可以讓磅秤顯示你的減重成果。如果你依循這個準則，發現磅秤顯示重量增加了，或是和上週的數字一樣，你就知道你需要調整一下飲食或運動習慣，就那麼簡單。

瘦身迷思

一週減1公斤很健康？

簡明真相：一週減1公斤很實際，但不見得比減1.5或2公斤健康。

健康減重的關鍵在於你使用的減重方式，如果你是靠運動及正確的飲食來減重，即使你一週減1公斤以上也很健康。

能站著就別坐著……2分

有時間就盡量站著，不要坐著。站著燃燒的熱量是坐著的一・五倍，去醫院看診時盡量站著等候，使用電腦時也可以站著（我把電腦放在廚房的流理台上），看電視時可以站著。

除此之外，有一些研究顯示坐著其實會讓身體加速囤積脂肪，那理論指出，當我們坐在沙發或椅子上時，會對脂肪細胞施力，讓它們伸展，創造出更多的脂肪。我不是完全相信這個說法，但我知道站立時確實會燃燒比較多的熱量。切記，能站就盡量站著。

身體多動……2分

明尼蘇達州羅徹斯特市梅約診所的詹姆斯・萊文醫生（James Levine）多年來研究平日的身體活動對新陳代謝的

影響，他的研究結果可能會讓你大吃一驚。那些靜不下來、動個不停、抖腳、甩臂、來回走動的人雖然有點煩人，但比起久坐不動的人，他們每天多燃燒了三百五十卡。這種熱量燃燒差異一年累積下來，可以減掉將近十六公斤！

這裡要傳達的訊息非常清楚，即使你是做案頭工作，也要想辦法在工作的時候多動動身體。以前我還在做辦公桌的工作時，會拿鼓棒敲鼓盤，你也可以試試看，那很有趣，我也覺得很酷。

限制電視時間……3分

每週看電視的時間不要超過十四小時（亦即一天不超過二小時）。你可能無法認同，但先等一下，先聽我好好解釋，道理不是只有你想的那樣。沒錯，電視讓你久坐不起，但它讓你發胖還有另一個原因：

哈佛研究人員指出，老掛在電視機前的人會**強化肥胖基因**。他們找來每週看四十小時以上電視的參試者，追蹤他們身上三十二種基因變異體——這些異變體已知和BMI有遺傳相關；在排除運動效益下，這些讓人肥胖的變異體比看電視時數少很多的人強大了三倍。況且，看電視本來就有害大腦，你母親沒這樣跟你說過嗎？我是不知道令堂是怎麼說的啦，但是我媽的話從來不會錯。大多時候，你都可以找到其他更好的事情來刺激你的身心靈。

耐冷或耐熱……1分

把冷氣或暖氣關小，如果你受得了的話，關掉更好。我不希望你在冬天凍死或在夏天中暑，但我希望你盡量逼身體調節溫度，這樣可以燃燒更多的熱量。

當體溫改變時，你的心跳速率會增加，因為它得更努力的避免你過熱或過冷，你會因此燃燒更多的熱量。二〇〇〇年在《運動的醫學與科學》發表的研究指出，**溫度每改變攝氏〇・五度，基礎代謝率就改變七%**。另一個好消息是，你還可以省電費！

有條理一點……2分

我所謂的「有條理一點」，不見得是指更整齊、更乾淨或者是更準時——雖然那樣做肯定不賴。我的意思是指，你應該好好安排你的生活，讓你有時間與空間接納人生一切的美好機會。

沒有條理會導致你的生活混亂，製造障礙，讓你難以把握眼前的良機；將居家和上班環境維持得有條有理，有益身心健康。消除雜亂可以讓你更有效率的在一天當中做完更多的事情，坦白講，你浪費多少時間在雜亂的事物上？想想那些時間能拿來做多少事情！你可以上健身房、補充睡眠、或是陪伴孩子。

條理化也可以強化自尊。你如何維持生活環境，直接反映了你和自己的關係。如果你的辦公室一團亂，你會分心，工作生產力低落；廚房雜亂，表示你沒留心自己的營養攝取；浴室雜亂，顯示你忽略清潔衛生。

最終而言，你的生活愈有條理、清潔、整齊，能達成的事情就愈多，不相信嗎？印第安納大學的研究指出，家裡最整潔的人，在生活各面向的身體活動，都比家裡凌亂者**多出許多**。讓自己的生活與周遭環境更有條理，你會有更多的時間達成瘦身目標，那樣做也是在主張：你重視自我，值得擁有優質生活。

在週末啟動一週活動……1分

> **減卡祕訣**
> 別吃180克的薯條，改吃180克的烤馬鈴薯。
> *減400卡*

週一對每個人來說通常都很混亂，你會為了公務及家事忙得像無頭蒼蠅一樣。事實上，研究顯示，在某個領域投注精力與自制力以後，就很難再投注到其他的地方了，這也是為什麼我總說意志力像肌肉，愈使用會愈疲累。請把週六或週日設為計劃啟動日，認真運動，也規劃後續一整週的運動，順便採購健康食物，烹調一整週的健康餐點，以便週一到週五忙碌時，只要隨手抓起煮好的食物就能上路。

瘦身食物和運動

薄荷香……1分

這真的很酷——我是說非常沁涼。威林耶穌會大學的研究發現，薄荷的香味可以幫助你運動得更賣力、更快，**提升熱量燃燒十五%**。聞過薄荷的運動員能抓得更牢、跑得更快、舉得更重。我運動以前都會塗兩、三滴薄荷精油在脖子或手腕上。

雙手冰冷，運動更久……1分

拉長運動時間的關鍵，可能就在你手中。史丹佛大學最近一項研究發現，在跑步機上手溫低的女性，比手溫高的女性多跑八分鐘以上。另一項研究顯示，女性運動時戴上冷卻手套，持續十二週下來，可以加快步行速度、降低血壓，腰圍也比沒戴降溫手套的女性多減三吋。手溫下降可讓比較低溫的血液流回心臟，幫忙降低核心溫度，如此可以減少疲勞，同時增加耐力。

你可以試試酷點冷手器（Cool Point Hand Cooler），亞馬遜上的售價約二十美元，另一種選擇是直接帶冰涼的水瓶去健身房，握在手中；每十分鐘喝口冰涼的水也可以降低體溫。你也可以考慮在寒冷的冬天不戴手套出去走路或跑步。

注意跑步強度……2分

研究顯示，你在跑步機上的速度，可能會不知不覺中比在戶外跑步還慢。研究人員請參試者在跑步機上挑選和戶外跑步相當的速度時，他們挑的速度比實際的速度慢了二十七%。

那是因為跑步機缺少「向後光流」（backward optical flow）的效果——亦即你經過人或東西時的移動觀感，所以你無法從其他的事物判斷運動的強度，而是應該根據心率來衡量。你可以在戶外跑步時量一下心率，以確定使用跑步機時也有達到同樣的心率。

盡情滾動……1分

下次再做「這肯定會讓我酸上好幾天」的運動時，你可以考慮在運動完後馬上按摩。

研究人員找來了十一位健康的年輕人，請他們做高難度的運動，接著再馬上幫他們做十分鐘的瑞典式按摩。

瘦身迷思

非類固醇類抗炎藥（NSAID）可幫你從辛苦運動中恢復活力，消除肌肉酸痛？

簡明真相：多年來，大家常用Advil、Motrin、ibuprofen、acetaminophen之類的非類固醇類抗炎藥治療運動傷害，但最近的研究顯示，服用NSAID其實不利於肌肉、肌腱、骨頭、軟骨等身體組織的療癒。

為了了解按摩對肌肉的效果，他們在運動前後以及按摩後取得肌肉活檢。簡短的按摩影響了肌肉細胞裡的兩種基因：一種能減少運動造成的發炎，另一種會增加肌肉裡粒線體的生成——粒線體是使用氧氣及食物分解體來創造細胞所需能量的動力細胞。

如果你沒有錢在每次運動完後去讓人按摩，可以買個按摩滾輪。健身房裡通常都有，但是上網買一支只要六到十五美元。你可以用它來滾壓肌肉，有效按摩肌肉，加速恢復活力，提升運動的功效。

多吃薑……1分

這是另一個幫你因應運動後痠痛的祕訣。假設你打算去上BODYSHRED課程，又希望上完的隔天還能坐馬桶或把手舉到頭頂上，那就在運動前吃點薑，運動後也嚼一點。研究顯示，在做強力運動以前和做完運動後的幾天，服用兩公克的薑可以有效減輕運動造成的肌肉痠痛。你可以吃新鮮的薑或是天然的薑糖。

在鏡子前用餐……1分

一項研究發現，在鏡子前用餐時，**食量會減少三分之一**。看著自己似乎會反射一些內心的目標及瘦身的期望，提醒你正在減重及追求健康。

從爐台上取用食物……2分

康乃爾大學的研究顯示，從爐台上把食物放上餐盤，比從桌上的托盤取用食物，最多能讓人少吃三十五％，所以收起精美的瓷盤吧！直接去爐台取用食物。

換餐具……1分

我的意思是別用叉子，改用筷子，使用筷子會放慢你的用餐速度，幫你每餐少攝取二十五%的熱量。使用筷子不僅看起來比較文雅、講究，也可以幫你縮小腰圍（慣用筷子的人可以改用平時不擅長使用的餐具）。

冰的好……1分

不，我不是指啤酒，想的美！我是說冰水。喝冰水可以燃燒較多的熱量，這個古老的建議似乎真的有幾分道理。那不只和膳食有關，而是因為要讓冰水的溫度升到和體溫一樣高，需要消耗熱量。最近德國的研究指出，那效果雖小，但每年累積下來，可以多燃燒一萬七千四百卡的熱量，換算成體重可減二・三公斤。雖然喝冰水無法彌補糟糕的膳食，但每天可以輕鬆多消耗一些熱量。

切塊……2分

許多研究顯示，當食物切成較小塊時，我們也會少吃一點。當你看到盤子上的塊數較多時，會讓大腦誤以為你吃下的比實際多。亞利桑那州立大學的研究把參試者分成兩組，一組吃切成四塊的奶油起司貝果，一組吃不切塊的完整貝果，結果前者吃得較少。

拍照……1分

寫了兩週的飲食日誌後，你不必再把吃下的每種東西記錄下來，你可以改用圖像的方式記錄每天的用餐。研究顯示，拍下照片再回顧，可以在大吃大喝以前讓人先停下來思考。所以請用手機拍下你正要吃的東西，暫停一下，然後看那張照片。食物滿盤的照片，可以讓你在吃下沙拉上的乳酪麵包丁或一大碗馬鈴薯泥之前先三思。這種絕佳的圖像提醒方式，可以讓你在破壞膳食計畫前先停下來。當你在一週過完後站上磅秤，卻發現少吃或控制熱量的減重效果不如預期時，可以回顧那些拍下的食物照片，評估你哪裡錯了。

以藍色眼鏡看世界……1分

我在「採用冷色系」（一八九頁）裡提過，顏色會影響食欲。暖色系讓人感到飢餓，冷色系可以抑制暴飲暴食的衝動。你白天外食時（晚上也可以，只要你自己不覺得奇怪），可以戴藍色的太陽眼鏡。你可能不覺得藍色最有魅力，但是當你穿下緊身牛仔褲時，你會感謝我的。

搞破壞……3分

這是我最喜歡的祕訣，能幫我省下數千卡不必要的熱量。一旦你覺得吃飽了，就把剩下來、吃不完的東西弄到不能吃。

我是認真的，你可以把鹽倒在剩下的食物上，把餐巾紙揉成一陀，丟在食物上——把食物弄到不能再吃就對了。事實上，我在寫這個祕訣時，才剛把洗髮粉灑在海蒂午餐吃剩、打包回家的餅乾上。

你想想，有多少次你其實已經飽了，

瘦身迷思

灌腸有益減重和排毒？

簡明真相：沒有醫學研究佐證灌腸的健康效益，灌腸的減重效果只是因為清除了腸道的廢物，但長期而言，這種方法其實會抑制身體**真正的**減重功能：益生菌平衡。灌腸會讓好的腸道菌得不到重要的營養素，好腸道菌對於體重控管和健康的消化系統很重要。另外，研究證實灌腸也會造成電解質失衡，導致噁心、嘔吐、腹脹、肌肉痙攣，嚴重時可能造成癲癇發作。請一定要避免這種詭異的趨勢，誰希望從屁股插根管子？我是說真的。

但還是停不下來，硬是把剩下的東西吃光光？意志力往往只是一瞬間的逞強，一時心血來潮就要馬上行動，因為你知道過度使用意志力可能會使它們愈來愈疲乏。

如果你討厭浪費食物，尤其是外食的時候（我自己也有這個問題），你可以客觀地想一想：你沒吃下去的那些食物並不會飄洋過海送去給飢民，但是你吃下去以後，就會進入腸胃，吸收並囤積在你的大腿或屁股上。要不要吃，你自己決定。

茶飲……2分

在「午茶時間」（一九三頁）中，我們談到抑制食欲和飢餓感的茶類，以下的強效茶其實可以幫助燃燒熱量，提升脂肪代謝，你可以試試看：

- **金牡丹白茶**。這種茶裡的活性成分是兒茶素，可以抑制脂肪囤積，促進脂肪分解。你吃完油膩餐點後，可以喝兩杯。它也有茶胺酸，那是一種白茶和綠茶裡蘊含的胺基酸，可以增加能量，減少焦慮和壓力。
- **散裝普洱**。普洱茶又稱為「可飲用的古董」，來自種植古老茶樹的雲南山區。普洱茶和其他茶不同，因為它像酒一樣愈老愈香醇，科學家主張，這種茶裡有一種活化酵素，可以縮小脂肪細胞。每天早上喝一兩杯，可獲得最佳的效果。

綁緞帶……2分

這是一位法國朋友教我的訣竅。外食的時候，在腰間綁條緞帶。當你吃飽時，就會感覺到緞帶變緊了，這會增加你對身體的注意，提醒你注意食量，以免不小心吃太多。

吃香氣濃郁的食物，自然會吃小口一點……1分

我們在「加香料」（一〇四頁）裡提過，你應該用香草和香料來幫食物調味，因為它們不僅比較健康，也是替代醬汁、糖、鹽的低卡選擇。

然而，它們的好處可不僅於此，《風味》雜誌的報告指出，食物的濃郁香氣會讓人少吃五％到十％的分量。濃郁香氣會**讓人在無意間吃小口一點**，以調節感受到的風味。你可以試試以下的建議，看看效果如何：

- 在牛排、雞肉或鮭魚片上添加三分之二茶匙的迷迭香。
- 在燕麥片或煎餅上添加四分之一杯的蘋果丁、一茶匙的薑末、半茶匙的肉桂。
- 以原味的希臘優格醃雞胸肉，加一大匙現切的薄荷。
- 把四分之一茶匙的五香粉加入一杯豆子、火雞肉或辣醬牛肉中攪拌。
- 把兩、三瓣大蒜壓碎，加入義大利麵醬中。

別隱藏證據……2分

把點心包裝和容器放在桌上，以提醒自己已經吃了多少。我發現這招可以避免我在無意間吃個不停，因為我知道我不可能是真的餓了。

小巧餐盤……2分

用餐時，不要用一般的大盤子，盤子的直徑**不要超過二十五公分**。康乃爾大學的研究發現，以較小餐盤進食的人，會以為自己吃下的熱量比實際的熱量多十五％；以較大餐盤進食的人不會有同樣的扭曲觀感。我們確實是以眼睛來

評斷分量，而不是根據胃裡的感覺，所以快去IKEA買小餐盤吧，馬上就去！

夜晚不吃碳水化合物……3分

我總是主張飲食要均衡，整天都要攝取均衡的健康蛋白質、脂肪以及碳水化合物，不過這裡有一個例外——我希望你至少**睡前三小時別吃碳水化合物**（綠色蔬菜除外）。事實上，如果連晚餐也可以完全戒除碳水化合物的話，效果會更好。

原因在於身體燃燒脂肪、抗老、鍛鍊肌肉的荷爾蒙（也就是人類生長激素，簡稱HGH）大多是在睡眠的第一循環釋放。澱粉和含糖的碳水化合物會釋放較多胰島素，胰島素則會壓低HGH的濃度——睡前吃碳水化合物可能會阻礙體內生長激素的釋放。

瘦身迷思　**睡前別吃東西？**

簡明真相：很多減肥方法都説晚上超過幾點不要再吃東西，其實那跟膳食一點關係也沒有。熱量是不分時間的，研究人員常研究最後一餐和上床時間的關連，結果發現對體重沒什麼影響。

英國劍橋的鄧恩臨床營養中心找來自願參試者，幫他們裝上全身熱量計，衡量燃燒與儲存的熱量。在一段測試期間內，他們是中午吃大量，晚上吃少量。在第二段測試期間則是反過來，中午吃少量，晚上吃大量。結果顯示，夜晚吃大量並不會讓身體儲存更多的熱量。

夜晚進食和肥胖有關的唯一原因是，你那麼晚才吃東西通常會吃過量。你已經吃了三頓正餐及一次零食，現在你又吃東西，所以是食物的分量導致你肥胖，而不是因為你在睡前吃。

避免吃名稱俗氣的食品……2分

這點特別適用於假期。每次過年過節，大型食品公司和速食連鎖餐廳都會推出一些命名可笑的高熱量餐點。如聖誕節期間的聖誕大餐、感恩節的火雞大餐或是情人節的情人雙享餐……每個假期都會推出這種熱量加碼的節慶餐點，這類餐點比平常的版本含有更多的糖分、卡路里和垃圾成分。拜託，幫你自己和你的臀部一個忙，另外想點別的方法慶祝佳節吧！

讓味蕾適應……2分

給你的味蕾一些時間，好去適應健康的食物。我把我最愛的食物介紹給《減肥達人》的參賽者，讓他們加入平日的膳食計畫時，他們常常扮鬼臉或用不敢置信的表情盯著我看。他們的味蕾需要適應新的食物，排除垃圾食物讓人上癮的遺毒。

垃圾食物的吸引力就像香菸一樣，對抽菸者來說，抽菸有如天堂；對非吸菸者來說，香菸的味道就像沾過排水溝的棉球。不抽菸的人硬是抽菸後，往往會感到頭痛和噁心，令人上癮的食物也是如此，要戒掉很難，但是你一旦戒了，會覺得它們吃起來很噁心——太甜或太鹹，戒了以後再吃，反而會感到不舒服。

減卡祕訣

喜歡吃漢堡嗎？你可以只吃一半的麵包，吃掉整塊漢堡肉，但減少醬汁和起司。

減150卡

如果戒除超級致胖食物並改吃超級瘦身食物，對你的身心震撼太大，你可以採用循序漸進的方式，以下是兩個例子：

1. 先從炸雞換成蜜汁烤雞（你已經刪減了多數的脂肪熱量，但醬汁裡仍有一些糖分和鹽分），接著改吃焗烤帕瑪森起司雞肉，起司不超過四茶匙（現在你已經消除糖分了）。最後，改換香草酥烤、烘烤或火烤雞肉。現在你已經加入香料的健康效益，刪除了炸雞的糖分和鹽分，以及約三百卡的熱量。

2.從灑上藍紋乳酪或田園沙拉醬及麵包丁的萵苣沙拉，換成只淋上一茶匙沙拉醬、不放麵包丁的蘿蔓沙拉。蘿蔓有較多促進代謝的養分，而減少沙拉醬的量又可以再削減至少一百卡。接著再換成菠菜沙拉，義大利黑醋另外擺放，讓你從橄欖油獲得有益心臟健康的脂肪；不直接淋上醬汁，可以再幫你多減至少一百卡。

搭配食物以獲得最大燃脂效果……2分

想從食物中獲得最大的瘦身效益嗎？看這個單元就對了，因為這裡要談談該如何結合某些食物，以提升燃脂效用。把某些特定的食物**結合在一起**時，可以讓身體吸收最多的養分，最終可以幫我們燃燒掉更多的脂肪。以下是有利燃脂的食物組合：

- **菠菜和柑橘**。維生素C（柑橘中）可以幫身體吸收非血基質鐵，亦即植物裡的鐵質（菠菜中）。這點對女性來說很重要——因為生理期有時會讓我們貧血，也對素食者很重要。你可以蒸一些菠菜，然後用橄欖油和檸檬汁快炒一下，或是在菠菜沙拉裡加幾瓣橘子，鐵質對維持運動耐力很重要，因為那攸關氧氣傳輸及能量運用。切記，運動訓練時愈賣力，燃燒的卡路里愈多。
- **蔬菜和健康脂肪**。用一點健康的油脂（例如橄欖油）來料理蔬菜，以提高保護型植物性化合物的吸收，許多營養成分是脂溶性的，因此搭配健康脂肪更有助於身體吸收。荷爾蒙主要是由維生素和礦物質合成的，所以養分更好的吸收有助於甲狀腺的正常運作、雌激素和睪固酮的平衡，這三者對身體如何燃燒與儲存脂肪有很大的影響。

- **維生素D和鈣質**。維生素D可幫人體吸收鈣質，所以一定要購買強化鈣質的奶製品，很多品牌的椰奶也添加了維生素D。如果你對強化的過程有疑慮，你可以吃富含鈣質的食物，然後去曬點陽光。目前的研究指出，維生素D對心臟健康很重要，也可以防範高血壓、癌症、幾種自體免疫疾病。研究也顯示，富含鈣質的膳食可以降低體脂肪。你不需要狂喝牛奶、猛吃乳酪，使用這個技巧就可以在不額外攝取熱量下，改善鈣質的吸收。
- **紅酒或葡萄，搭配魚類或堅果**。幾十毫升紅酒或一些葡萄可以增加魚類和堅果中omega-3脂肪酸的吸收。一直以來，我們都知道omega-3有益心臟健康和腦力發展，如今我們也知道它有助於減重。魚油內含DHA和EPA，澳洲的研究人員指出，攝取omega-3魚油及適度運動，比只運動但不吃魚油的人燃燒更多的脂肪、減更多的體重。那項理論認為，魚油可以促進血液流向肌肉，從而增加運動的效益；在那項研究中，吃魚油的人每週運動三次，每次四十五分鐘。

  此外，EFA（必需脂肪酸）會產生名叫「類花生酸」的荷爾蒙，可以調節消化和胰島素的生產——胰島素會促進脂肪的儲存。常吃omega-3魚油時，胰島素濃度會低五十％，讓人使用較高比例的脂肪做為能量（稍後會再進一步談魚油）。
- **蛋白質和澱粉或含糖的碳水化合物**。吃下食物以後，會經過複雜的消化流程和吸收。身體迅速分解高升糖指數的碳水化合物（糖和澱粉），會使血糖飆升。血糖濃度上升時，胰島素進入血液中，把糖分子送給適合的細胞；問題是，當細胞不立即使用那些糖分當燃料時，就會將糖分儲存起來，變成脂肪。所以，穩定胰島素和血糖濃度是另一個控制體重的關鍵。

當碳水化合物和蛋白質一起攝取時，消化過程會減緩，碳水化合物需要較長的時間才吸收到血液中，血糖上升的速度較為平穩，而不是一下子飆升，這有助於控制飢餓感，減少脂肪的囤積。所以，如果你早餐吃燕麥片，可以搭配炒蛋白；如果你是吃烤洋芋片沾莎莎醬當點心，可以搭配兩三片火雞切片。

瘦身招數

現在不流行建議吃補給品減重，但事實上，有些補給品的確有利瘦身。一開始先來區分藥品和補給品之間的差異：補給品是食物裡自然生成的東西，如咖啡因、omega-3脂肪酸、吡啶甲酸鉻或槲皮素。相反的，藥品可能來自於植物或動物，但是已經分離出來並合成到難以辨識，然後變成可用專利保護的新化學物質。
我絕對不希望你服用Phentermine、Alii、Qysimia之類的藥物，原因有兩個。第一，吃藥不是持久的瘦身之道，你需要學習如何吃得正確、有效運動，才能減重、維持窈窕。第二，那些藥物很危險，還有可怕的副作用，例如頭痛、背痛、腹痛、心悸、便祕、噁心、口渴、關節問題、失眠、頭暈、焦慮、憂鬱、起疹、痤瘡、原發性肺高壓、返流心瓣膜疾病、血壓升高、焦躁不安、腹瀉、陽痿等等。你應該盡可能避開那類藥物。
但是，如果你膳食健康，勤於運動，希望瘦身效果再更好一點，研究顯示有一些安全又天然的方式可以幫你達成目標。這就是我下面要談的：幫你安全提升代謝功能及運動耐力的補給品。

騙你自己瘦下來

喝有咖啡因的飲料……3分

在教你這個訣竅以前，我要提醒你，先諮詢過醫生再喝，有焦慮狀況、高血壓或其他健康問題（受咖啡因負面影響）的人，不該喝含有咖啡因的飲料。如果沒有上述問題，適量攝取咖啡因對健康有益，例如可對抗胰腺癌和第二型糖尿病，預防阿茲海默症、帕金森氏症、老年癡呆症。一些研究顯示，每天喝咖啡甚至可以延年益壽！切記，咖啡在加巧克力、奶油、摩卡、糖之前是「無熱量」的。

但是對瘦身來說，咖啡因最重要的好處是可以加速燃燒脂肪。梅約診所指出，咖啡因可以暫時壓抑食欲，刺激神經系統，造成輕微的熱量消耗，但這種熱量消耗不是它真正燃燒脂肪的潛力所在。咖啡因若要發揮最有效的瘦身效果，就必須結合運動，它可以大幅提升健身效果，因為它降低了我們對強度或難度的觀感，我們會更賣力運動，時間拉得更久，但不會覺得比較辛苦。當然，在健身房裡動得愈賣力，運動期間及運動後的幾小時會燃燒較多的熱量——尤其是做阻力訓練。此外，咖啡因會保留肌肉肝醣（儲存的碳水化合物），讓身體改以儲存的脂肪做為能量。

對身體有益的咖啡因攝取方式是：每天攝取量**不超過四百毫克**，最好是分成兩次，一次攝取兩百毫克（總計一天頂多兩杯濃咖啡）。你可以起床時喝一杯，運動前約四十五分鐘再喝一杯，但盡量別在下午三點以後才喝，除非你是那種無論何時喝咖啡、晚上都睡得著的少數人（注意，我說的是「少數人」）。切記，咖啡因的攝取不要超過四百毫克，因為咖啡因太多可能會有反效果，使腎上腺負擔過重、身體疲累、釋放皮質醇（讓腹部脂肪堆積的荷爾蒙）、擾亂睡眠模式，總之很糟糕就是了。

咖啡是一種還可以的咖啡因來源，但效果不理想。咖啡可能提高「壞」膽固醇的濃度，讓你脫水，而且如果不是有機的，可能還有高濃度的農藥。

多吃乳製品……2分

最近的研究指出，每天吃三或四份的低脂乳製品，可以提高身體的燃脂潛力。許多研究顯示，富含有機奶製品的膳食（以牛奶蛋白為基礎，又名乳清）有助於減重，改善身體的燃脂能力，效果可能比鈣質補給品更好。但是田納西大學二〇一一年發表的兩項研究顯示，吃富含鈣質的產品會使體溫升高，更容易燃燒脂肪。在另一項分析中，研究人員發現，減重的女性每天攝取一千毫克的鈣質補給品，平均比服用安慰劑的女性減掉更多的體重和體脂肪。雖然兩組減掉的體重和體脂肪差距不是很大，資料顯示鈣的攝取和脂肪的代謝有關連。研究人員說這是因為脂肪細胞中的鈣對脂肪的儲存和分解有很重要的影響。

如果你在服用鈣質補給品，最好選擇添加了維生素D、鋅和鎂的補給品，那些營養有助於鈣的吸收。如果你想從食物中獲得鈣質，以下是一些富含鈣質的食物：有機的低脂希臘優格、有機起司、有機牛奶、深色綠葉蔬菜（對純素者來說尤其重要）。

瘦身迷思

巧克力牛奶是很好的運動後補給飲料？

簡明真相：巧克力牛奶會讓你變胖，幾乎沒什麼營養，裡面都是糖分、荷爾蒙和抗生素，即使你是買有機的，裡面還是有很多糖分和熱量。有一項研究宣稱，巧克力牛奶「剛好有足夠的蛋白質和碳水化合物」幫你恢復體力，你猜是誰贊助那項研究？國家乳品局及液態乳加工業者推廣協會！所以我對那項研究感到懷疑。

當事情聽起來好到不可思議時，那就是胡扯了！想要取得蛋白質和碳水化合物，還有更健康、更潔淨的來源，而且糖分與熱量更少。你可以試試乳清蛋白沖泡粉，並加入一些新鮮水果。

曬點太陽……2分

維生素D是最新發現的**燃脂補給品**，而且有實質的科學可信度。許多研究顯示，欠缺維生素D會導致肥胖，相反的，獲得足夠的維生素D有助於減重。當你的血液裡有足夠的維生素D時，脂肪細胞會延緩製造及儲存脂肪的過程，但是維生素D偏低時，副甲狀腺素（PTH）和鈣化三醇就升高了，這兩種荷爾蒙的濃度升高都會讓身體**進入儲存脂肪的模式**。事實上，挪威的研究發現，PTH升高使人超重的機率增加了四十%。

研究也證實，維生素D和鈣一起運作時，可以減少皮質醇的生成（亦即那個讓腹部囤積脂肪的壓力荷爾蒙）。當維生素D的濃度適當時，身體會釋放更多的瘦素，傳達「我們飽了，請停止進食」的訊息給大腦。澳洲的研究顯示，早餐中有豐富的維生素D和鈣質時，可以抑制未來**二十四小時**的食欲。缺乏維生素D和胰島素阻抗現象有關（即身體細胞對正常濃度的胰島素產生反應不足的現象，需要更高濃度的胰島素才能產生反應），會導致飢餓及暴飲暴食。

太陽是最好的維生素D來源，所以你的首要選擇是每天在非烈日時段（下午）曬太陽十五分鐘。如果你無法這樣做，可以服用補給品，裡面不只有維生素D，也包含鈣和鎂，要找結合這幾種營養素的補給品很簡單。維生素D的每日建議攝取量是一千國際單位（IU）。

另一種補充維生素D和鈣質攝取，但不吃補給品的方式是吃優格——我的意思是健康的優格，不含高果糖糖漿、高糖和添加劑。田納西州大學的研究人員發現，減重者一天吃三份優格，比只縮減熱量攝取、但沒補充鈣質的人多減二十二%的體重及六十一%的體脂。優格肯定是維生素D和鈣質的紮實來源，有助於燃脂及減重。

如果你不喜歡直接舀優格起來吃，可以把優格加入膳食中，方法有無數種。做沙拉醬時，可以用優格取代美乃滋；你也可以在冰沙裡加入優格，或者是在早餐的全穀類麥片裡加入優格來取代牛奶。

多吃魚……2分

魚油提供許多健康效益，如果你對魚油不會過敏，應該好好補充。最近的研究顯示，魚油可能有助於削減脂肪，鍛鍊肌肉。幾種動物研究已清楚顯示，富含omega-3脂肪酸的膳食，尤其是冷水性魚類中常見的EPA和DHA，比富含其他脂肪酸的膳食更能降低體脂。

確切的原因目前並不清楚，但這些研究顯示EPA和DHA能抑制「脂肪合成基因表現」，增加線粒體脂質氧化（抱歉，我知道我前面保證過不給大家上科學課的）。基本上這個意思是說，omega-3脂肪酸能抑制身體儲存脂肪的傾向，強化身體的燃脂能力。有一些證據顯示，膳食中經常添加魚油補充物，可以降低皮質醇的濃度——如果那是真的，降低皮質醇的濃度可以減少體脂肪率。

如果你不常吃魚（尤其是深海多脂魚），或是吃太多加工食品和油類（雖然我已經告訴你別吃了），你應該考慮在每日膳食中添加魚油補充物。Barlean's、Nature's Made、Nordic Naturals、Solgar、NOW等知名品牌對於魚油的製造有嚴格的規定和程序，那些程序會經過分子蒸餾，以排除汞和其他有害的汙染物質（有些品牌台灣尚無代理進口，但部分可在網路上購得）。

想要看到脂肪減少、肌肉增加，需要每天服用二到三克的EPA和DHA。

攝取omega-3脂肪酸時，別忘了搭配幾十毫升的紅酒或幾顆葡萄，以增強身體的吸收。有一點需要注意：服用抗凝血劑的人應該先諮詢醫生，討論服用那些補給品是否安全，以及如果安全的話，可以服用多少劑量。

服用綜合維他命……2分

綜合維他命如何影響你的體重？我們知道，荷爾蒙和健康的生化反應是由養分培養出來的，例如，甲狀腺激素會影響新陳代謝和體重，那需要有足夠的硒、鋅、碘。在完美的世界裡，我們會從健康飲食中獲得營養，但實際上我們的飲食常因多元化不足或不夠有機，而得不到充分的營養。所以，服用優質的綜合維他命是個好主意，不僅對你的健康有益，也對體形有益。

關鍵在於品質！廉價的維他命不僅無效，萬一裡面還充滿人工的垃圾物質（例如反式脂肪、甜味劑、人工色素等），那就更糟糕了。如果你要使用這個瘦身祕訣，就把錢花在優質的補給品上，並確定成分裡沒有垃圾物質。

增加腸道益菌……2分

腸道裡的益菌對整體健康有利，更是減重的好夥伴。益生菌可以提高身體吸收維生素和礦物質的能力，改變腸道細菌的健康和平衡，進而促進減重。這種吸收效果很重要，因為我提過維生素和礦物質是合成荷爾蒙的關鍵，例如，為了製造甲狀腺激素（重要的代謝調節體），你需要碘、鋅、硒。如果身體無法正常吸收這些礦物質，甲狀腺功能就會受到影響。

至於腸道益菌對於促進減重的確切效用，研究人員並不確定機制是什麼，但是研究結果裡有證據。二〇〇六年，史丹佛大學的研究人員發現，肥胖者的腸道菌比例和健康者的不同，清楚證實腸道菌群對體重的影響。另一項由瑞典隆德大學所做的研究發現，膳食中添加益生菌可以避免復胖；還有另一項研究顯示，益生菌可以幫忙**調節身體使用能量的流程**。史丹佛大學醫學院的健康政策中心發現，益生菌可以幫助胃繞道手術的病人更快減重。所以增加這類益菌確實很有道理，不是嗎？

多吃纖維……2分

如果你想抑制飢餓感，可以吃纖維。如果你仍在調整你的膳食以增加更多的高纖食物，可以服用補給品。最近一項研究發現，超重和肥胖者每天服用一顆纖維補給品，比服用安慰劑的人較不容易感到挨餓。那是因為纖維可以「延緩胃部排空」，亦即食物會在胃裡停留得較久，延長飽足感的時間。

纖維的攝取最好是靠多吃蔬菜達成，但如果你決定以服用補給品的方式增加攝取，一定要循序漸進，不要太躁進，而且要**補充很多的液體**以避免便祕。美國國家科學院醫學研究所建議，五十歲以下的男性每日應攝取三十八克纖維，五十歲以上男性則為每日三十克。五十歲以下女性每日至少應攝取二十五克纖維，五十歲以上女性則為每日二十一克。多數人的纖維攝取量只達那些數字的一半，你可以用各種

瘦身迷思　我有體重問題，是因為身體無法處理吃下的麥類或乳製品？

簡明真相：每次聽到對營養或減重毫無概念的人這樣說，都會令我莞爾，因為這種說法完全不符合邏輯。

所謂無法「處理」食物，是指食物沒代謝，熱量沒吸收，那應該會讓體重減少，而不是增加。順道一提，即使你有食物過敏，也沒有科學證據顯示食物過敏會造成體重的增加。過敏的確會讓人不舒服，也許會腹脹，但不會造成體重增加。

方法補充纖維，不過簡單一瓶洋車前籽膠囊也有同樣的效果，請按照瓶身的指示服用。

消水腫……1分

水腫讓人不舒服，即使你很瘦，吃高鈉或低鉀的餐點也可能會讓你感覺自己很臃腫。解決水腫的方法是多喝水，水喝得愈多，水腫程度就愈小。此外，請把鈉的攝取量降至每日一千五百毫克以下，並多吃高鉀的食物，那樣不僅可以幫你排除體內多餘的水分滯留，也能消除鈉太多造成的水腫。光是這樣簡單地改變飲食習慣，就會馬上感覺到自己變瘦，看起來也比較苗條。以下是一些**消除水腫的高鉀食物：**椰子水、香蕉、木瓜、優格、皇帝豆、哈密瓜、甜菜。

增添健身燃料……1分

我在書中和網站上已經詳細談過營養對代謝功能、免疫功能、整體健康的重要。現在我想討論哪種食物（以及裡面的養分）可以支持及增進健身的效果。切記，你運動愈賣力，燃燒的卡路里愈多。

- **鐵**。鐵幫助紅血球的形成，增加血球計數值。紅血球輸送氧氣到全身，所以增加紅血球的形成可以改善氧氣總容量，讓人更賣力地運動。

  食物選擇 ***草飼牛肉、蛋黃、深色綠葉蔬菜。***
- **槲皮素**。最近的研究顯示，槲皮素可以稍微改善受訓運動員的績效和耐力，以及大幅改善未受訓者的績效和耐力，因為它可以促進粒線體增生，進而提升V02max（個人可利用的最大氧氣量），加強耐力。

研究人員認為，槲皮素用在經驗豐富的運動員身上成效較小，是因為他們的線粒體生成已經達到極限了。總之，你可以吃市售的槲皮素補給品，但是吃原本就含槲皮素的食物也可以——尤其是剛開始展開運動計畫的時候。

食物選擇 ***蘋果皮、莓果。***

- **一氧化氮**。一氧化氮會減少運動時身體消耗的氧氣，從而增強身體的力量和耐力。有一個來源是甜菜根汁，研究人員認為它會影響身體把硝酸鹽變成一氧化氮的過程，從而提升耐力。另一個來源是辣椒，以及含有辣椒素的辛辣食物，它可以啟動血管內層的受體，增加一氧化氮的生成。

食物選擇 ***甜菜、墨西哥辣椒、卡宴辣椒粉。***

- **CoQ10和CoQH**。食物中只能找到微量的輔酶Q10（CoQ10）和輔酶QH（CoQ10比較穩定的形式），主要是在肉類和魚類中。不過，你身體的所有細胞裡都有這些東西。CoQ10和CoQH會影響身體細胞裡的線粒體，那是負責把脂肪酸和葡萄糖轉化為能量的東西，具體來說，它們是製造三磷酸腺甘酸（ATP）的關鍵，亦即身體的能量來源（它給你力量和耐力，讓你賣力地運動）。我說過，運動愈賣力，燃燒的卡路里愈多！

食物選擇 ***草飼牛肉、豬肉、雞肉、鮭魚、沙丁魚、鯖魚。***

時尚祕訣

顯瘦穿搭

關於以下的建議，讓我先聲明一點：沒有任何服裝或時尚策略可以真的幫你減重，所以這個單元的訣竅都沒有分數。不過，你穿的衣服以及穿搭的方式可能會讓你瞬間看起來少了五公斤。

我完全不是時尚達人，以下這些祕訣是洛杉磯、邁阿密、紐約的頂級造型師教我的，而且真的有效！我學這些東西時，親眼見識到自己的外型馬上出現了差異，我心裡還納悶：「為什麼這些資訊不是廣為流通的常識呢？」

雖然瘦身需要靠你努力實踐，不過說到性感窈窕的身材，添加一點錯覺效果可以加強窈窕生活型態的成果。我已經很瘦了，但我還是隨時使用這些技巧，所以花點心思好好打扮吧！

穿V領

穿V領可以讓頸部看起來更修長，露出鎖骨。

穿單色

從頭到腳穿單色系是最簡單的窈窕穿著，因為那能營造出簡潔的長直線，而不是把身體分成不同的視覺區塊，也能讓你顯得更高；這招對我們這種嬌小的人來說特別好用。

只買穿得下的衣服

不要把自己硬塞進穿不下的衣服中，即使是很瘦的女性，硬塞到較小號的衣服裡也會顯得臃腫。如果你在試衣間試穿時需要硬塞的話，就把它放回架上吧！

採用偽裝術

深色有縮小的效果，淺色或亮色則有凸顯的效果。所以，如果你的腰比較粗的話，就繫上棕色或黑色的皮帶。還有，如果你不想凸顯傲人的胸部，就要避免穿金色或銀色的上衣。

挑適合的質料

想掩飾問題部位時，可以穿比較硬挺的衣料，而不是貼身的衣料，以免突顯出你想掩飾的部位。相反的，如果你想露出自豪的部位，可以穿貼身的衣料。如果你有一雙美腿，但是腰間有點肥肉，就穿緊身褲，搭配清爽俐落的襯衫，而不是彈性羊毛衣搭寬鬆牛仔褲。

別穿寬鬆的衣服

寬鬆的衣服會讓人看起來塊頭更大，我是說真的。我替《塑身》雜誌拍比基尼照時，親身學到了這一點。我本來想穿可愛型的平口褲泳裝，而他們希望我穿小比基尼，我堅稱泳裝大一點比較好，但是一看到照片時我就知道我錯了。泳裝愈大，看起來愈胖。

你應該遵照知名服裝設計師伊迪絲・海德（Edith Head）的指令來做：「**衣服要夠寬鬆，以證明妳是淑女，也要夠貼身，以證明妳的女人味。**」

量身打造衣服

不要預期每件八號的衣服都能剛好適合身材八號的女性。找一位你喜愛的裁縫師，幫你量身打造較好的衣服。我知道這可能很貴，但是你的衣櫃裡一旦有幾件量身打造的華服，你隨時都可以參加盛宴及時尚活動。

選小花樣

這是我幫《紅書》雜誌拍照時學到的技巧。造型師讓我穿水滴花紋的牛仔褲時，我非常抗拒，覺得那種牛仔褲會讓我的腿看起來很粗，結果我錯了，穿起來的效果很好，而且很顯瘦。小花紋能顯瘦的原因在於：花紋愈小，你看起來愈瘦小。想穿有花樣的衣服時，應該選細條紋、小圓點、小水滴狀的花樣。

繫皮帶

每位造型師都要我**注意腰線**，因為腰線能凸顯出女人最細的部分。在腰間繫上皮帶或任何東西會讓你看起來更纖細——只要別勒得太緊，勒緊只會擠出腰間的肥肉。

口袋大小適中

最性感的屁股口袋尺寸，是不小於你的手掌，也不大於你的手。不符合這個準則的口袋會產生屁股太大的錯覺。口袋的底部也不要低於屁股。

同色系

褲子和鞋子同樣顏色，腿看起來會比較長。如果你是穿裙裝，裸色鞋子可以讓腳看起來更修長。

完美的托高胸罩

這一招徹底改變了我，自從我買到適合的胸罩以後，網路上就有很多人開始謠傳我去隆乳了。不需要手術，只要花點錢就可以讓胸部瞬間變得更挺、更大——我當然要這種效果。而且，**胸部愈挺，腰部看起來愈纖細**。

你不需要自己判斷哪種胸罩適合你，你可以找專業人士幫你，請專家幫你量身材。各大百貨公司的內衣專櫃，或維多利亞祕密之類的內衣專賣店裡都有這種服務。測量時可能會覺得有點尷尬，但是絕對值得一試。

減重的加總計分

3分

- ☐ 別再縱情享樂
- ☐ 定時秤重
- ☐ 限制電視時間
- ☐ 搞破壞
- ☐ 夜晚不吃碳水化合物
- ☐ 喝有咖啡因的飲料

2分

- ☐ 能站著就別坐著
- ☐ 身體多動
- ☐ 有條理一點
- ☐ 注意跑步強度
- ☐ 從爐台上取用食物
- ☐ 切塊
- ☐ 茶飲
- ☐ 綁緞帶
- ☐ 別隱藏證據
- ☐ 小巧餐盤
- ☐ 避免吃名稱俗氣的食品
- ☐ 讓味蕾適應
- ☐ 搭配食物以獲得最大燃脂效果
- ☐ 多吃乳製品
- ☐ 曬點太陽
- ☐ 多吃魚
- ☐ 服用綜合維他命
- ☐ 增加腸道益菌
- ☐ 多吃纖維

1分

- ☐ 耐冷或耐熱
- ☐ 在週末啟動一週活動
- ☐ 薄荷香
- ☐ 雙手冰冷，運動更久
- ☐ 盡情滾動
- ☐ 多吃薑
- ☐ 在鏡子前用餐
- ☐ 換餐具
- ☐ 冰的好
- ☐ 拍照
- ☐ 以藍色眼鏡看世界
- ☐ 吃香氣濃郁的食物，自然會吃小口一點
- ☐ 消水腫
- ☐ 增添健身燃料

第七章的總分________

我採用幾個祕訣______

CHAPTER8

最後倒數

修正路線，重新出發

好啦！終於到了結尾，恭喜你！在我們對你拍肩以示鼓勵以前，來看看你的瘦身計畫屬於哪一類。知道自己達成多少祕訣，以及多有心繼續努力下去，可以讓你持續朝正確的方向邁進，養成新的生活方式。

我們將以兩種方式來衡量你的瘦身生活。首先，我們先看你把每章想採用的祕訣加總起來的分數，接著再看你想使用的祕訣占了多大的比例。

為什麼要這麼麻煩？因為給這些瘦身習慣設定分數有幾個正面、具體的效果。它幫你了解哪個對策效果較大，幫你了解你做那個選擇，或不做那個選擇的結果，也讓我知道怎麼幫你調整計畫，使瘦身計畫成功。

幫你調整計畫的關鍵之一，是分析你採用的訣竅比例（亦即你選擇採用本書幾項祕訣）。考慮你累計的總分和比例以後，就能確切知道你挑選祕訣的質與量。例如，如果你的得分介於兩百到三百之間，但祕訣的比例很低，那表示你挑選較多高分的祕訣。相反的，如果你的總分較低，但比例較高，那表示你沒採用很多強效祕訣，而這些資訊是本書中最重要的瘦身改變關鍵。在我進一步說明以前，我們來談談你落實這些祕訣的頻率。

在本書一開始的時候，我說過你不需要依循所有的祕訣，也不見得隨時都要遵守你挑選的祕訣。在我們深入探討細節及分析你的選擇以前，我先釐清你應該多常使用你挑選的訣竅。還記得八〇/二〇原則嗎？我希望你八〇%的時間都落實你挑選的訣竅，那是讓你在不損及成果下，同時樂在其中的關鍵數字。

你準備好來看你的總分了嗎？我也準備好了，我們來算算吧！

計算你的總分

拿出紙筆或筆記型電腦，翻回每一章的最後，我們來加總你在每一章的得分。每個祕訣的分數分別是3分、2分或1分，每章的總分就是加總所有祕訣的分數，請把你的分數列在下面：

第一章　總分＝57，你的得分＝......
第二章　總分＝52，你的得分＝......
第三章　總分＝110，你的得分＝......
第四章　總分＝116，你的得分＝......
第五章　總分＝77，你的得分＝......
第六章　總分＝118，你的得分＝......
第七章　總分＝70，你的得分＝......

等等！在計算你的總分以前，我要幫你加點分數——從小我就很愛老師幫我加分。我在前面幾章沒給預算及穿著祕訣分數，也沒給減卡祕訣及NEAT欄位分數，但是如果你採用那些祕訣，應該會有一些效果。加入食品合作社、貨比三家、顯瘦穿搭之類的行動，本身不會消耗熱量，但那表示你確實很積極的把焦點放在自己及整體健康上，而這對瘦身計畫來說相當重要。

若你真的打算落實至少一半的NEAT訣竅及減卡祕訣，連帶幾項省錢及顯瘦建議，那就幫你自己加10分，如果你打算做一半，就加5分，如果不到一半，那很抱歉，就不加分了。別誤會我的意思，我還是希望你盡量做那些事，即使只做幾項也有效果，但是效果要夠顯著，就需要落實較多項建議，因為那些訣竅不會直接影響你的瘦身計畫，它們的效果來自於集體效益。好吧，我們來加總分數！

所有章節　　全書可得總分：600
　　　　　　額外可能加分：10或5

加總上述七章的總分，填在下面：
　　　　　　　　　　你的總分：..............

總分檢查

在我解釋你的總分代表什麼意思之前，我們需要知道所有的計分祕訣中，你選擇採用的比例是多少。本書共有287個計分祕訣，我下面有個表格讓你填寫每章採用的祕訣。請再次翻回前面，計算你挑選了幾個計分祕訣，把數字填在下面。你是不是在想我為什麼要這樣做？

祕訣的數量雖然不會影響你的得分，但它和你的總分告訴我，你打算採用的訣竅**類型**。這可以幫我提出適合的建議，讓你的瘦身效果更好。

第一章　總祕訣=28個　你勾選：......個
第二章　總祕訣=25個　你勾選：......個
第三章　總祕訣=48個　你勾選：......個
第四章　總祕訣=54個　你勾選：......個
第五章　總祕訣=37個　你勾選：......個
第六章　總祕訣=56個　你勾選：......個
第七章　總祕訣=39個　你勾選：......個
　　　　總祕訣＝287個　你的勾選總數：.........個

我們來看你採用的祕訣比例，看看那意味著什麼，接著我會解釋那對你的瘦身前景有什麼意義。

- 如果你勾選的祕訣總數是1到29個，那表示你選擇做1%到10%的本書建議。
- 如果你勾選的祕訣總數是30到58個，那表示你選擇做10%到20%的本書建議。
- 如果你勾選的祕訣總數是59到87個，那表示你選擇做21%到30%的本書建議。
- 如果你勾選的祕訣總數是88到116個，那表示你選擇做31%到40%的本書建議。
- 如果你勾選的祕訣總數是117到145個，那表示你選擇做41%到50%的本書建議。
- 如果你勾選的祕訣總數是146到174個，那表示你選擇做51%到60%的本書建議。
- 如果你勾選的祕訣總數是175到203個，那表示你選擇做61%到70%的本書建議。
- 如果你勾選的祕訣總數是204到232個，那表示你選擇做71%到80%的本書建議。
- 如果你勾選的祕訣總數是233到261個，那表示你選擇做81%到90%的本書建議。
- 如果你勾選的祕訣總數是262到287個，那表示你選擇做91%到100%的本書建議。

你的最後結果

各位先生女士，你企盼已久的時刻終於到了！現在是分析你的分數及評估你瘦身計畫的時候了，我們會根據你採行的祕訣比例來教你如何改善結果——如果有必要的話，你也可能不太需要多做調整。

你的總分分析

1到199分

嗯，這分數滿低的。我並沒有在開玩笑，我覺得不太樂觀。如果你的分數落點在這一級，那告訴我一件重要的事：你對自己及個人健康的付出，和你對自我的期許並不相符。即使你勾選了第一章和第二章的每個祕訣（那些都是瘦身的要件），你還是忽略了其他章節的祕訣，那是很嚴重的脫勾，因為低分的祕訣有助於落實前兩章的祕訣。

又或者你的情況正好相反，也許你勾了很多第三至第七章的低分祕訣，但是對第一章和第二章的瘦身概念不夠投入。更糟的是，你可能沒有全面投入，挑選的祕訣不夠，挑選的強效祕訣太少。無論是什麼原因，這數字的背後意義都是一樣的：你的付出和自我期許不一致，沒有真正投入或真正落實。

所幸這還有救，畢竟聊勝於無。得分落在這一級至少不會繼續發胖，那是好事。你打算採取的行動可以避免你攝取的熱量超過燃燒的熱量，不過，你能否減重，達到當初買這本書想獲得的窈窕身材，則相當值得懷疑。如果你真的瘦了，那速度會很慢，運氣好的話，你每1、2週可減0.5公斤。以這種投入的程度來看，我猜將來也很可能復胖。

我不想潑你冷水，你已試圖改變照顧自己的方式，那仍值得獎勵，我們就把這個低分當成警訊。為什麼你會買這本書？你真的有心投入更多嗎？你**真的**可以做得更多。

為了幫助你更進一步，我們需要評估你採用的祕訣比例，根據你的落點做一些調整。

- 如果你採用的祕訣比例超過50%，你需要回頭多挑一些高分的祕訣，亦即第一、二、三章的3分祕訣。
- 相反的，如果你採用的祕訣比例不到50%，但是在1到199分這個分數範圍內的得分偏高，那表示你挑了許多高分祕訣。現在你需要認真考慮落實它們，以穩固你的窈窕生活方式。你需要重新檢視第四和第六章，正視哪些地方破壞了你的窈窕計畫。如果你打算長久的落實前面幾章的祕訣，你需要好好想想，事先規劃。
- 如果你採用的祕訣比例不到50%，在這個分數範圍內的得分又偏低，你需要重來！翻回前面的一到六章，至少每章多挑4個你可以在平日真正落實的祕訣。

200至350分

雖然我希望你在這個分數範圍內的得分盡可能偏高，不過整體來說，分數落在這一級還不算壞。這表示你已經了解我的意思，懂得運用瘦身的祕訣，很樂於接受瘦身的一般原則，也願意投入足夠的心力加以落實，以達到減重效果。總分落在這一級時，不會迅速看到瘦身效果，但你會看到自己慢慢瘦下來，那才是最重要的。我唯一的擔憂是，萬一你覺得身材的轉變不夠快，可能會感到失望。

如果你想加快瘦身速度，以下是我的建議：

- 如果你採用的祕訣比例介於30%到50%，那表示你挑選了較多2分與3分的祕訣，那是好事，但我建議你多加幾個一般祕訣。複習第五章，考慮哪些祕訣可以激勵你更投入，至少再想辦法增加20分。另外也複習一下第三章和第四章，你可以用一些簡單但有效的1分祕訣（竅宼烹飪法、竅宼飲食、辦公室飲食）來加強你的瘦身方式。

- 如果你採用的祕訣比例介於50%到70%，根據總分和比例來看，你從每個章節平均挑選了多種祕訣。為了進一步加強，我希望你從一、二、三、四、七章各多加10分，這能為你的計畫增添更多行動，加速瘦身結果。
- 如果你採用的祕訣比例達到70%，那表示你挑了很多分數較低的祕訣，需要馬上多加幾個高分的祕訣。直接翻到第二章，盡量增加「鍛鍊肌肉」和「加強心肺」的祕訣。
- 如果你的總分落在這一級，你的狀況並不糟，但是為了加強及加快瘦身，請照我上面的建議來做。

351至450分

我看到這個分數很開心，真的！這是理想的落點。你可能以為獲得最高分最理想，其實那樣做不見得能持久，對你的日常生活來說也不見得實際。

總分落在這一級就表示，你對瘦身需要落實的重點相當清楚，也願意努力投入。你也很理性，是以自己可以融入及長久維持的狀況為基礎。這個得分表示你不僅挑了足夠的祕訣，也挑了很多高分的祕訣，你可以獲得全面、大幅轉變又持久的效果。

如果你在這個級距裡的分數偏高（401至450分），就不需要改變計畫了。你目前所處的位置正好，正朝著成功瘦身的目標邁進！如果你的分數偏低（351至400分），想要更進一步提升效果，以下是你應該做的：

- 如果採用的祕訣比例未達40%，可複習第三和第四章，每章各增加5到10分。這是為了給你足夠的對策，以運用第一和第二章提出的一般瘦身原則。
- 此外，迅速翻閱第五章以確定你的動機很穩固。我希望你至少從這章挑選⅓的祕訣，讓你的瘦身計畫無可動搖。
- 如果你採用的祕訣比例介於40%到80%，你已經挑了足夠數量的祕訣，分數也分配得很平均。我建議你複習第六章，以確定你真的都沒問題了。切記，你的運動和膳食可能都很恰當，但如果你常受不了飢餓或嘴饞，瘦身效果會慢下來。萬一有突發狀況讓你一時脫離常軌，要準備好馬上回歸正軌。另外，也回顧一下第七章，試試那些加強瘦身法，它們能幫你增加瘦身的成效，讓成效維持得更久。

450至610分

你騙人！說真的，你真的那麼投入嗎？連我都不屬於這一級。那需要投入極大的心力，那分數表示你採用的祕訣比例很高，而且你幾乎挑了所有的高分祕訣。我為你感到興奮，也感到佩服，已經沒有更多的建議了，但我的確想提醒你一點：我雖然喜歡你對瘦身的熱切，如果你在這一級的得分偏高（超過500分），要注意別陷入全有或全無的心態，那種極端的瘦身決心很難持久。

我擔心你可能對窈窕的生活型態太過沉迷了。我怕萬一你稍微鬆懈（你會的，每個人都會，沒有人隨時都是完美的），就會陷入慌亂與沮喪，進而放棄。我遇過很多減重者一開始全心全意投入，後來累到難以招架，就完全放棄了，他們無法維持那樣過度投入的狀態，更何況，把自己逼得太緊，人生就毫無樂趣了。

還記得我在第十七頁提出的承諾嗎？我當時承諾我會給你驚人的成效，又不會讓你覺得苦不堪言。我的建議是：你覺得多數祕訣對你來說都是可行的，那當然很好，不過你還是要考慮**留點餘裕**。記得依循八〇/二〇原則，你的確需要那20%的餘裕來維持目標和理智。

例如，我不太喝酒，但我偶爾會和朋友喝一杯瑪格麗特。再一個例子，我會遵循所有鍛鍊肌肉的祕訣，但有時候我忙到一週只能去健身房一次，這種狀況偶爾會發生，但發生時不必慌，你知道你可以稍微留點餘裕給自己就好了。偶爾脫軌沒關係，只要80%的時間都照著那些祕訣做就好，你還是可以得到很好的瘦身效果，又不會精疲力竭。

多嘗試各種祕訣

我在本書一開始就建議你挑選最有共鳴、最適合你生活型態的祕訣。至於那些你沒挑選的祕訣呢？你還是可以留著，以後還能使用。未來幾個月，你只要落實你挑選的那幾項就好了，同時觀察它們帶來的成果。過一段時間後，你可以再複習各章節，調整計畫：必要時可以更換祕訣，或多增加幾項祕訣，讓總分維持在不錯的水準。

我不希望你只看這本書一次，而是盡量重複閱讀，以取得資訊及建立信心。有了它，你可以組合適合自己的特殊瘦身方法，幫你減重及一生窈窕。

祝你窈窕

這本書已到了尾聲，不過這也是你窈窕生活的開始。

藉著在生活中確實的落實這些資訊，你便能踏上穩固的窈窕之路。我保證，你已經得到了達成目標所需的一切資訊，也會因此在一段時間內持續地受到鼓舞。知識就是力量，現在，你擁有了知識，獲得了力量，可以採取有效的行動，達到你想要及應得的改變。

你現在可能已經發現，這本書其實不是教你節食。節食的書籍常教你用幾週或幾個月的時間做某些事，但你以後不會想再繼續做下去。這本書是教你新的生活方式，一種更**快樂**、更**窈窕**的方法，你學會以後，就不會再搞混或忘記如何雕塑窈窕性感的身材及維持健康。被熱門的減肥方式所騙、購買無用的健身器材（例如搖擺鈴）、遭到藥廠推銷危險藥物、或是動危險手術的日子已經結束了。現在的你聰明多了，沒人騙得了你！

我是說真的，現在沒人可以唬你了。

如果你有任何懷疑，別忘了，**我沒遇過任何人是我無法幫他減輕體重的**。我自己減重及維持健康的祕訣，以及幫助數千人達到驚人減重效果的方法，都收錄在這本書裡了。

現在就開始努力，讓自己驚喜，你行的！

健康Smile 46

健康
Smile 46